hCG-Diät kompakt

Die praktische Anleitung für die Umprogrammierung Ihres Stoffwechsels

Barbara Wimmer

1. Auflage als Print-Buch | Dezember 2014

Barba.Wimmer@hotmail.com

Coverfoto: © Kzenon - Fotolia.com

CreateSpace
4900 LaCross Road
North Charelston, SC 29406
U.S.A.

ISBN 13: 978-1505452853
ISBN-10: 1505452856

Inhaltsverzeichnis

Haftungsausschluss

Dieses Buch dient der Information über Ernährung sowie über die einzigartigen Besonderheiten der *hCG*-Diät nach *Dr. Simeons*. Weiterhin zeigt es auf, wie sich die ursprüngliche Kur durch neue Erkenntnisse weiterentwickelt hat.

Alle Inhalte wurden mit größter Sorgfalt recherchiert und überprüft. Trotz allgemein guter Resultate dieses Konzepts kann eine Garantie für den gewünschten Diät-Erfolg im Einzelfall leider nicht übernommen werden. Wer die in diesem Buch beschriebene Diät anwendet, tut dies in eigener Verantwortung. Die Autorin beabsichtigt keineswegs, Diagnosen zu stellen oder Therapieempfehlungen zu geben.

Es wird davon ausgegangen, dass jede Leserin und jeder Leser mit der eigenen Gesundheit sowie den Informationen in diesem Buch verantwortungsvoll umgeht.

Wenn Sie mit Allergien, Nahrungsunverträglichkeiten oder anderen gesundheitlichen Beschwerden zu tun haben, sollten Sie vor umfassenden Veränderungen Ihrer Ernährung einen Arzt oder Heilpraktiker zu Rate ziehen. Dies gilt insbesondere dann, wenn Sie an chronischen Beschwerden oder gravierenden Beeinträchtigungen leiden.

Ohne Rücksprache mit Ihrem Arzt oder Therapeuten sollten Sie keine Behandlung abbrechen und insbesondere keine eigenmächtige Änderung an der Dosierung verschriebener Medikamente vornehmen.

Die beschriebene Kur kann problemlos zu Hause durchgeführt werden. Bei jeglicher Form von Unsicherheit, auffälligen Veränderungen oder Beschwerden sollten Sie umgehend einen Arzt, Heilpraktiker oder Apotheker konsultieren.

Einleitende Worte von Andrea Kraft

Im Rahmen des jahrelangen Kampfes um mein Gewicht habe ich die unterschiedlichsten Diäten probiert. Mit keiner habe ich so bemerkenswerte Erfahrungen gemacht, wie mit der *hCG-Diät*. Obwohl die Pfunde nur so purzelten, hatte ich bis auf wenige Ausnahmen nie Hunger. Dazu war ich extrem leistungsfähig und zumeist bester Laune.

Dies hätte ich im Vorfeld ehrlicherweise nicht erwartet, da die Aufnahme von Kalorien im Rahmen der Kur doch sehr reduziert wird. Durch die Versorgung mit *hCG* konnte sich mein Körper seine benötigte Energie aber tatsächlich aus den diversen Fettpölsterchen ziehen, von denen es leider einige gab. Hierdurch fiel es mir im Großen und Ganzen recht leicht, mich an die Ernährungsempfehlungen zu halten. Ebenfalls hilfreich war sicherlich, dass es eine große Auswahl an empfohlenen Lebensmitteln gibt. Eine abwechslungsreiche und zumeist leckere Ernährung war somit kein Problem.

Meines Erachtens besteht die einzig sinnvolle Lösung zur Erreichung und vor allem der Stabilisierung des persönlichen Wunschgewichtes in einer Veränderung des eigenen Essverhaltens. Nur so halte ich dauerhafte Resultate für möglich. Daher führt meiner Meinung nach kein Weg daran vorbei, die inneren Blockaden sowie die Auslöser für häufige Eigensabotage beim Abnehmen aufzuspüren und zu bearbeiten. Hier bin ich meinem Bruder Simon sehr dankbar, dass er mich in die Welt der mentalen Techniken eingeführt hat. Mit seiner Hilfe konnte ich unter anderem umfassende Erfahrungen mit dem wundervollen Heilverfahren »Healing Code« sammeln. All dies hat mir ermöglicht, mein Gewicht nun seit längerer Zeit nahezu konstant zu halten. Dennoch konnte auch die wirkungsvollste mentale Technik nichts daran ändern, dass zunächst einmal die Pfunde runter mussten.

Auf dem Weg zu meinem persönlichen Wunschgewicht hat mir die *hCG-Diät* überaus wertvolle Dienste geleistet, so dass ich diese gerne weiterempfehle. Die hierdurch erzielte Umprogrammierung des Stoffwechsels macht es zudem deutlich leichter, das erreichte Zielgewicht im Anschluss zu stabilisieren. Schneller, gesünder und mit weniger Einschränkungen lässt sich Gewicht vermutlich nicht verlieren.

Darüber hinaus möchte ich Sie ermuntern, sich doch vielleicht noch ein wenig mit mentalen Techniken beschäftigen und ein Wunschbild Ihres Idealgewichts tief in Ihrem Unterbewusstsein zu verankern. Dies in Kombination mit der *hCG-Diät* sollte die beste Voraussetzung sein, Ihr persönliches Wunschgewicht zügig zu erreichen – und vor allem auch dauerhaft zu halten.

Andrea Kraft
Johannesburg im Dezember 2014

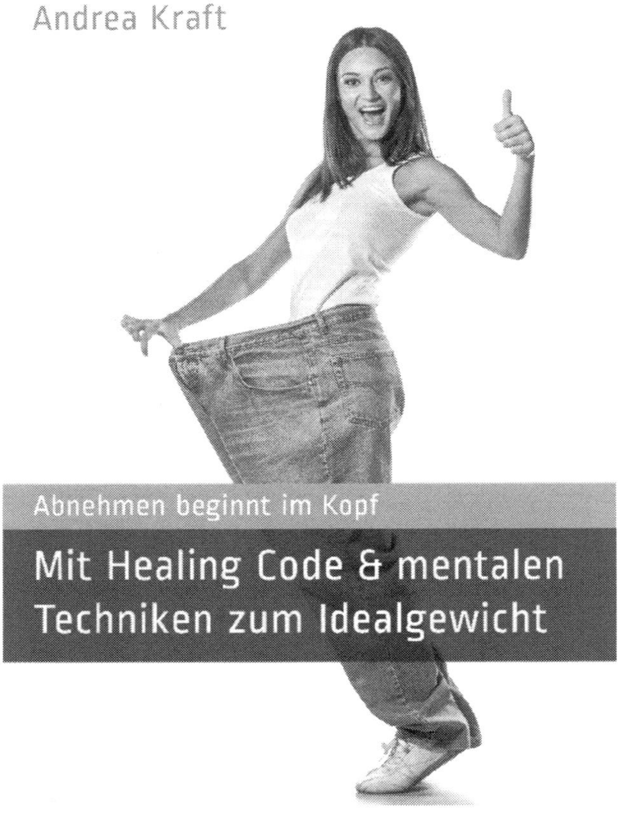

Vorwort

Nach meinem Studium der Medizin hat mich insbesondere die wissenschaftliche Beschäftigung mit dem Thema Ernährung fasziniert. Das alte Sprichwort *»Du bist, was Du isst«* kommt sicher nicht von ungefähr. Was haben sich die Menschen im Laufe der Zeit nicht alles für Ernährungskonzepte einfallen lassen. Das zieht sich durch alle Kulturkreise und war damals nicht anders als heute. Interessanterweise sind viele dieser Konzepte komplett unterschiedlich und schließen sich gegenseitig nahezu aus. Somit stellt sich die banale Frage: Wer hat denn nun Recht? Oder anders ausgedrückt: Welches Ernährungskonzept ist denn nun das gesündeste und die beste Voraussetzung für Gesundheit sowie ein langes Leben mit hoher Qualität?

In Bezug auf Konzepte zum Abnehmen ist dies im Prinzip nicht anders. Die Entwicklung neuer, angeblich phänomenaler Diäten ist rasant. Nahezu wöchentlich wird eine neue Sau durchs Schlankheitsdorf getrieben. Insbesondere Frauenzeitschriften, aber auch andere Medien, übertreffen sich von Ausgabe zu Ausgabe mit den ultimativen Tipps, um überflüssigen (und zumeist ungeliebten) Pfunden endlich »Adieu« sagen zu können. Somit drängt sich die Frage auf, welches denn nun die beste aller Diäten ist? Im Rahmen meiner umfassenden Untersuchungen habe ich die unterschiedlichsten Konzepte sorgfältig unter die Lupe genommen. Einen Schwerpunkt meiner Arbeit habe ich schließlich auf die Erforschung der *hCG-Diät* gelegt und dabei zahlreiche Abnehmgruppen begleitet.

Aber was ist denn nun das Besondere an diesem Ansatz, außer einem zugegebenermaßen recht seltsamen Namen? Handelt es sich hier lediglich um eine weitere Radikaldiät, bei der man im Anschluss gar nicht so schnell gucken kann, wie der Zeiger der Waage wieder nach oben schießt? Viel zu essen gibt's während der Diätphase zumindest nicht, soviel ist klar. Was soll an diesem Ansatz also anders sein, als an so vielen anderen? Und wie sieht es mit möglichen Mangelerscheinungen aus?

Dieses Buch hat einen sehr pragmatischen Ansatz. Vermutlich wird nicht jede Leserin oder Leser Ambitionen auf einen Abschluss in *Ökotrophologie*, sprich

Ernährungswissenschaften haben. Daher wird das Diätkonzept eher kurz und knackig präsentiert, mit klarem Fokus auf der praktischen Anwendung. Dennoch erhalten Sie in fundierter Form alle relevanten Infos, die für ein besseres Verständnis dieses sehr besonderen Ernährungsansatzes hilfreich sind. Abgerundet wird dies durch einige kurze Abstecher in wissenschaftliche Hintergründe, die betont anschaulich und leicht verständlich dargestellt sind. Alle möglicherweise aufkommenden Fragen dürften somit beantwortet werden. Wann immer das Thema »*hCG*-Diät“ künftig zur Sprache kommen sollte, Sie werden mitreden können.

Im Rahmen dieses Praxisteils erhalten Sie zudem umfassende Informationen über zu verwendende Lebensmittel. Abgerundet wird dies durch verschiedene Rezepte und Vorschläge, wie sich mit möglichst wenig Aufwand schmackhafte Gerichte zaubern lassen. Denn seien wir ehrlich: Die beste Diät ist bekanntlich die, die man durchhält. Und wer möchte sich schon freiwillig über einen gewissen Zeitraum ausschließlich von Dingen ernähren, die zwar gesund sein mögen, aber bei denen der bloße Gedanke daran schon zu Magenkrämpfen oder gar Ekel führt? Somit wurde großer Wert auf maximalen Genuss gelegt. Neben wirklich leckeren Gerichten erhalten Sie zusätzlich »Notfalltipps« für sich anbahnende Fressattacken. Sie werden sehen, dass sich diese ganz ohne schlechtes Gewissen oder gar eine Gefährdung des persönlichen Diät-Ziels hin und wieder mit Genuss ausleben lassen.

Basierend auf der Begleitung zahlreicher Gruppen konnte ich mich über mehrere Jahre umfassend davon überzeugen, wie mit Hilfe dieser sehr besonderen Diät unzählige und unterschiedlichste Menschen ihr persönliches Idealgewicht erreichten. Dies gelang zumeist extrem schnell und ohne nennenswerte Beeinträchtigung des Wohlbefindens oder der Stimmung. Ich würde mich sehr freuen, wenn dies bei Ihnen ähnlich wäre und auch Sie künftig zu den überzeugten Anhängern dieses sehr besonderen Diätkonzepts zählten. Ich bin davon überzeugt, dass das vorliegende Buch Sie dabei nachhaltig unterstützen kann. Meine besten Wünsche begleiten Sie auf diesem Wege!

Barbara Wimmer
Johannesburg im Dezember 2014

1. Die Geschichte der *hCG*-Diät

HCG ist alles andere als neumodischer Kram, sondern wurde bereits vor über 60 Jahren von dem britischen Arzt *Dr. Simeons* entwickelt. Er war der Erste, der die Kraft des körpereigenen Botenstoffs *hCG* für den Prozess des gezielten Abnehmens erkannte und daraus eine Therapie entwickelte. Hervorzuheben ist dabei die Tatsache, dass *Dr. Simeons* ein höchst umtriebiger und anerkannter Wissenschaftler war. Nach dem Abschluss seines Medizinstudiums an der Universität Heidelberg mit der Bestnote *summa cum laude* widmete er sich intensiv bis dato unerforschten Bereichen der Medizin. Hierzu verbrachte er einen Großteil seines Arbeitslebens in exotischen Gegenden – zunächst in Afrika, später für 18 Jahre in Indien. Tropenkrankheiten waren zur damaligen Zeit ein bedeutendes Thema, immerhin waren die Kolonien das Herzstück des Britischen Empires und anderer damaliger Großmächte. Dieser Umstand brachte es mit sich, dass die Bediensteten der Kolonialherren in den entlegensten Gebieten und teils in den Dschungeln von Afrika und Asien ihren Dienst verrichten mussten. Dort wurden sie mit vielen neuartigen und oft sehr unschönen Krankheiten konfrontiert. Insbesondere Malaria war ein ständiges Thema, dem sich *Dr. Simeons* damals mit großer Hingabe widmete. Für die von ihm entwickelten Behandlungsansätze gegen Malaria erhielt er unter anderem einen Orden der englischen Königin. Darüber hinaus beschäftigte sich das Multitalent umfassend mit psychosomatischen Krankheiten, Hormonen sowie später auch Übergewicht und Fettleibigkeit. Dies ist insofern bemerkenswert, da Übergewicht zur damaligen Zeit weitaus weniger verbreitet war, als dies heute der Fall ist.

Dr. Simeons war fasziniert davon, dass er in den von ihm besuchten fremden Ländern ständig auf Menschen stieß, die nur wenig Nahrung zur Verfügung hatten, sich viel bewegten, teils schwere körperliche Arbeit verrichten mussten und dabei alles andere als schlank waren. Die klassische Lehrmeinung, dass übergewichtige Menschen einfach zuviel essen und sich zu wenig bewegen würden, konnte in der Form offenbar nicht stimmen. Also machte er sich auf die Suche nach anderen Erklärungsansätzen für dieses Phänomen.

Die Idee für seine völlig neuartige Diät kam ihm nach jahrelanger intensiver Forschung bei der Beobachtung schwangerer Frauen in Indien. Diese waren oft unzureichend ernährt und hatten nur wenig an Kalorien in Form von Nahrung zur Verfügung. Obwohl sie zusätzlich noch täglich Schwerstarbeit auf den Feldern verrichten mussten, brachten sie dennoch zumeist normalgewichtige, gesunde und vor Kraft strotzende Kinder zur Welt. Am interessantesten war für ihn dabei der Umstand, dass diese Frauen so gut wie kein Hungergefühl verspürten und zumeist bereits kurz nach der Geburt wieder sehr schlank und äußerst leistungsfähig waren.

Im Rahmen weiterer umfassender Untersuchungen und Auswertungen zahlreicher Daten fand er heraus, dass dieser Effekt auf ein menschliches Hormon zurückzuführen ist, das *»humane Chroniongonadotropin«*. Dieses bei Frauen und Männern gleichermaßen vorhandene Hormon, kurz *hCG* genannt, ist für die Einleitung und den Erhalt einer Schwangerschaft von essentieller Bedeutung. Der Pegel einer schwangeren Frau steigt in der ersten Zeit nach der Befruchtung deutlich an und erreicht seine Spitzenwerte üblicherweise zwischen der 10. und 12. Schwangerschaftswoche. In diesem Zeitraum kann er bis zum 40 000-fachen (!!!) des sonst üblichen Normalwertes bei Männern und nicht schwangeren Frauen betragen. Danach sinkt er wieder, liegt gegen Ende der Schwangerschaft aber immer noch gut 1 000 bis 10 000-fach über dem Normalwert.
Aufgrund dieser exorbitant ansteigenden Konzentration im Rahmen einer Schwangerschaft funktionieren nahezu alle Schwangerschaftstests über eine Messung und Analyse der *hCG*-Konzentration. Konkret geschieht dies durch einen Nachweis der für das *hCG* spezifischen β-*hCG*-Untereinheit.

Dr. Simeons überprüfte seine These zunächst an Jungen mit einer Störung der Sexualorgane. Diese Jungen verspüren üblicherweise einen unstillbaren Heißhunger und entwickeln sich daher häufig zu wahren »Fatboys« mit regelrechten Brüsten, breiten Hüften, einem dicken Hinterteil sowie extrem viel Fett an Bauch und Oberschenkeln. Interessanterweise handelt es sich hierbei exakt um die Problemzonen der meisten Frauen – natürlich abgesehen von den zu großen Brüsten ... Nachdem diese Jungen mit geringen Dosen des Hormons *hCG* behandelt wurden, verloren sie nicht nur ihren Heißhunger, auch ihre Körperform normalisierte sich recht schnell.

Seine gesammelten Ergebnisse führten *Dr. Simeons* zu dem Schluss, dass der

Schlüssel für Übergewicht, Fettleibigkeit sowie die extreme Form der Adipositas im *Hypothalamus* und dem durch diese Hirnregion gesteuerten hormonellen Regelkreislauf zu finden sei. Übergewicht wird somit maßgeblich mitverursacht durch eine Art »Fehlfunktion«, oder besser gesagt, eine nicht mehr zeitgemäße Funktion des Gehirns.

Hierdurch konnte erstmals der berüchtigte Jojo-Effekt sinnvoll erklärt werden, der üblicherweise mit den meisten Diäten, aber auch intensiven Sportprogrammen, einhergeht. Wie schnell sind die mühsam abgehungerten oder abtrainierten Pfunde wieder da, wenn das Essverhalten normalisiert oder das Training eingeschränkt wird? Prall gefüllte Supermärkte, Kühlschränke und Tiefkühltruhen sind im Bauplan der Natur nicht vorgesehen und die Menschheit musste tausende Jahre ohne diese Errungenschaften überleben. Nahrung war alles andere als permanent verfügbar. Im Gegenteil, das Angebot an Lebensmitteln schwankte nicht nur sehr stark, je nach Jagderfolgen und Jahreszeiten, vielmehr waren Mangel und Knappheit regelmäßige Begleiter der Menschen. Als Folge davon mussten in guten Zeiten möglichst viele Reserven gebildet werden, um in schlechten Zeiten davon zehren und im Zweifel überleben zu können. Dieses Phänomen ist im Tierreich auch heute noch zu beobachten. Man denke nur an Raubtiere, die sich nach erfolgreicher Jagd den Bauch voll schlagen, soviel gerade hineingeht. Schließlich wissen die Jäger nicht, wann sie das nächste Mal mit Beute rechnen können. Und die beste Möglichkeit, Energiereserven zu speichern, besteht in der Einlagerung von Fett. Dies ist der Grund, weswegen sich viele Tierarten vor der kalten Winterzeit systematisch eine möglichst dicke Fettschicht anfressen. Dies dient nicht nur dem Kälteschutz in Form einer Isolierschicht. Im Winter ist das Nahrungsangebot extrem knapp, so dass Energie in Form von Futter nur unregelmäßig und spärlich verfügbar ist. Daher ist das Tier auf entsprechende Energiereserven in Form von Fettdepots angewiesen, um nicht zu verhungern.

Der menschliche Körper reagiert im Grunde unverändert sehr ähnlich. Wird wenig Nahrung aufgenommen, signalisiert dies automatisch Knappheit und eine mögliche Gefahr fürs Überleben. Als Folge davon werden sehr schnell tief verankerte »automatische Programme« aktiviert und der Stoffwechsel heruntergefahren. Der Organismus läuft dann sozusagen im Sparprogramm, um die aktuelle »Hungersnot« möglichst lange überstehen zu können. Überleben ist schließlich das oberste Ziel jedweder Lebensform, auch des Menschen. Daher wird dieses Sparprogramm zur Sicherheit selbst dann noch eine Weile aufrechterhalten, wenn nach Beendigung einer Diät zur normalen Ernährung zurückgekehrt wird. Der Körper möchte Reserven bilden, um für die nächste Nahrungsknappheit bestmöglich gewappnet zu sein. Hierfür bedarf es noch nicht einmal Sahnetorten oder üppiger Gelage, selbst bei einer sehr gesunden und bewussten Normalernährung wird automatisch ein Teil abgezwackt, um die Depots wieder schnellstmöglich zu füllen.

Während der gesamten Menschheitsgeschichte war dies ein sehr sinnvolles Programm, mit dessen Hilfe das Überleben unserer Spezies, selbst unter schwierigsten Bedingungen, auf den unterschiedlichsten Kontinenten erfolgreich gewährleistet werden konnte.

Fatalerweise basiert nahezu jede Diät auf einer Verringerung der Zufuhr an Kalorien und somit an Energie. Daher setzt dieser Mechanismus quasi immer ein, wenn auf herkömmliche Art versucht wird, Gewicht zu verlieren. Dieser Jojo-Effekt trifft insbesondere Frauen, da diese durch Schwangerschaft, Geburt und Stillen einen besonders großen Anteil an der Erhaltung unserer Gattung haben. Aus diesem Grunde hat Mutter Natur sie mit einer besonderen Schutzausrüstung bedacht. Der weibliche Körper verfügt über die faszinierende Eigenschaft, ganz besonders viel Fett speichern zu können. Jede nur erdenkliche und mögliche Körperstelle wurde daher mit diesen »Extra-Fett-Depots« ausgestattet. Im Verhältnis zum Körpergewicht gibt es somit deutlich mehr an Energie- und damit Überlebensreserven, als dies einem Mann vergönnt ist. Diese Bonuseinheiten von Fettzellen an Bauch, Hüfte, Oberschenkeln, Oberarmen, Brüsten sowie anderer Regionen waren somit ursprünglich ein sehr besonderes und überaus kostbares Geschenk. Aber bekanntlich ändern sich Geschmäcker häufig im Laufe der Zeit. So auch hier. War dies früher ein Segen für viele Frauen, wird es heute vermutlich eher als Fluch wahrgenommen.

1.1 *Was passiert durch die Einnahme von hCG im menschlichen Körper?*

Stark vereinfacht, erfolgt hierdurch eine Veränderung der üblichen Muster Ihres hormonellen Kreislaufs. Es erfolgt quasi eine Umprogrammierung Ihres *Hypothalamus*, der als wichtigstes Steuerungszentrum des vegetativen Nervensystems dafür maßgeblich verantwortlich ist. In diesem Abschnitt des Zwischenhirns werden neben Körpertemperatur, Schlaf und Sexualverhalten auch die Nahrungsaufnahme und der Hunger reguliert. Durch diese Umprogrammierung wird Ihr Körper – das bezieht Männer ausdrücklich mit ein – in die Lage versetzt, auf sämtliche Fettdepots und Reserven zugreifen zu können. Reserven, die Mutter Natur in erster Linie als Notrationen für neues Leben im Rahmen einer Schwangerschaft vorgesehen hat. Während dieser Zeit wird alles andere dem sich entwickelnden Nachwuchs und damit der Erhaltung der Art radikal untergeordnet. Durch diese absichtsvolle Beeinflussung Ihres Stoffwechsels ist es erstmals möglich, auch die hartnäckigsten und vermutlich meistgehassten Fettpölsterchen und –polster schmelzen lassen zu können. Was weder durch Radikaldiäten, noch durch intensiven Sport funktioniert, klappt auf diesem Wege mühelos und quasi automatisch. Gleichzeitig wird ein sonst zu erwartendes Hungergefühl wirksam unterdrückt.

In Verbindung mit der bewusst geringen Kalorienzufuhr werden Ihrem Körper Knappheit und Mangel »vorgegaukelt«. Aber anstatt dass Ihr Stoffwechsel einfach herunterfährt und sich deutlich verlangsamt, passiert etwas sehr Entscheidendes. Ihre Versorgung mit Energie und damit auch Ihre Leistungsfähigkeit erhalten oberste Priorität und werden quasi »auf Teufel komm raus« aufrechterhalten. Daher wird bereitwillig auf Reserven zurückgegriffen, die ansonsten ähnlich gehütet werden, wie die »strategischen Reserven« eines Landes vor einem drohenden Krieg. Ihre Fettdepots werden somit nicht mehr für eine ungewisse Zukunft »gebunkert«. Vielmehr werden bereitwillig alle Schleusen geöffnet, damit diese eisernen Reserven Ihren Körper mit Energie versorgen können. Nicht irgendwann, sondern **hier und jetzt**.

Der Hormonexperte *Univ.-Prof. Johannes Huber* der Universitätsklinik Wien erklärte 2012 in einem Interview mit dem Österreichischen Nachrichtenmagazin *KURIER* die Wirkweise der *hCG*-Diät wie folgt: *»Durch das* *hCG werden die männlichen Androgen-Hormone stimuliert, die das Fett auflösen.«* Dies erklärt unter anderem, warum die Diät auch bei Männern wirkt.

1.2 Die hCG-Diät in der Praxis

Basierend auf obigen Erkenntnissen entwickelte *Dr. Simeons* sein vollkommen neuartiges Konzept für eine schnelle, massive und vor allem lang anhaltende Gewichtsabnahme. Dies bestand im Kern aus einer 3-wöchigen strengen Diät mit lediglich 500 Kalorien am Tag in Verbindung mit einer Verabreichung von *hCG*. Seine Patienten erhielten dabei regelmäßig Spritzen mit diesem Hormon. Eine Prozedur, die nicht nur aufwendig war und eine ärztliche Kontrolle erforderte. Die Originalkur war somit auch sehr teuer und von daher anfangs nur einem kleinen, finanziell sehr erlauchten Kreise zugänglich. Da sich *Dr. Simeons* 1949 in Rom niederließ, war in der elitären Oberschicht der 50-er Jahre hinter vorgehaltener Hand immer wieder von der *»Cura Romana«* die Rede. Zu den ersten begeisterten Anhängern dieser neuartigen Methode, die sich öffentlich dazu bekannten, gehörten unter anderem damalige Weltstars der Filmbranche wie *Sophia Loren* und *Marcello Mastroianni*.

Im Anschluss an die finsteren Jahre des Zweiten Weltkrieges hatten die meisten Menschen völlig andere Sorgen, als ein paar Pfund zuviel auf der Waage. Ganz im Gegenteil: Nahrungsmittel waren noch über Jahre knapp und die meisten hatten eher Probleme, überhaupt etwas Anständiges und vor allem Nahrhaftes auf den Tisch zu kriegen. Schon damals war die Oberschicht sehr bemüht, ihre Exzesse sowie ihre Skandälchen und Skandale diskret zu behandeln. Dies gilt insbesondere für die kleineren und größeren Geheimnisse in Bezug auf ein strahlendes und gesundes Aussehen. Bis heute hat sich daran im Prinzip nichts geändert. Man denke nur an die zahlreichen Berichte über Schauspielerinnen und Topmodels, die nach einer kleinen »Auszeit« auf einmal mit völlig verändertem Aussehen vor die Kameras treten. Faltenfreier, jugendlicher und strahlender als jemals zuvor. Auf Nachfrage wird dann gerne etwas von »regelmäßiger Meditation«, einem »bewussteren Lebenswandel« oder ähnlichem erzählt. So wie heute, wollte auch damals niemand seine ganz persönlichen Geheimnisse preisgeben. Daher verwundert es nicht, dass die Diät viele Jahrzehnte nur in sehr erlauchten und vor allem betuchten Kreisen bekannt war. Otto Normalverbraucher hätten sich einen 3-wöchigen Aufenthalt in einer Spezialklinik mit ständiger ärztlicher Versorgung zudem eh nicht leisten können.

1.3 Traditionelle Angebote

In Anlehnung an die Originaldiät gibt es heute entsprechende Angebote von Spezialkliniken im Rahmen eines stationären Aufenthaltes mit kompletter Rundumbetreuung. Hierdurch ist ein guter Abnehmerfolg unter fachkundiger Aufsicht gewiss garantiert, keine Frage. Ferner kann eine solche Auszeit sicherlich als Nebeneffekt noch hervorragend der Erholung dienen. Dies ändert aber nichts daran, dass Abnehmen auf diese Art sehr aufwendig und extrem teuer ist. Unter mehreren tausend Euro ist eine solche stationäre Kur nicht zu haben.

Andere Kliniken oder Ärzte verabreichen die Spritzen ambulant. Nach umfassender Untersuchung werden die Spritzen den Abnehmwilligen manchmal auch zur Eigenanwendung in benötigter Anzahl mit nach Hause gegeben. Dies verringert selbstverständlich sowohl den Aufwand, als auch den Preis. Dennoch ist dieser Ansatz ebenfalls noch recht teuer und insbesondere das eigene Setzen von Spritzen wird nicht jedermanns Sache sein.

Beide Varianten haben zudem gemeinsam, dass *hCG* in Reinform direkt unter die Haut gespritzt wird. Abgesehen vom Faktor der Spritzen wird somit direkt und aktiv in den eigenen Hormonhaushalt eingegriffen. Ein Umstand, der bei dem ein oder anderen sicherlich zu Bedenken führen mag.

1.4 Der neue Ansatz: Homöopathische Arzneimittel

Wer auf die direkte Verabreichung von *hCG* verzichten möchte, dem bieten homöopathische Tropfen oder Globuli eine interessante Alternative. Auf Grund sehr guter Behandlungserfolge hat die Homöopathie im Laufe der letzten Jahre immer mehr Anhänger gefunden. Nicht grundlos werden daher heutzutage homöopathische Medikamente teilweise von Krankenkassen übernommen.

Folgende Zahlen dürften die zunehmende Bedeutung der Homöopathie verdeutlichen: 2012 wurden in Deutschland homöopathische Arzneimittel für 453 Millionen Euro umgesetzt. Dies entspricht etwa 8 Prozent aller rezeptfreien Arzneimittel. Rund ein Viertel davon, genauer 24 Prozent, wurden von einem Arzt oder Heilpraktiker verordnet. Oder anders ausgedrückt, ausgebildete Mediziner haben ihren Patienten Homöopathika für über 100 Millionen Euro verschrieben. Dies werden sie sicherlich nicht ohne guten Grund getan haben.

1.4.1 Was genau ist eigentlich Homöopathie?

Anders als oft angenommen, hat Homöopathie nichts mit Pflanzen oder mit Naturmedizin zu tun. Es handelt sich also ausdrücklich nicht um »irgendwas mit natürlichen oder pflanzlichen Inhaltsstoffen«. Worum geht es denn dann bei Homöopathie? Das Konzept basiert in erster Linie auf den Entdeckungen des deutschen Arztes *Samuel Hahnemann*, die er erstmals 1796 veröffentlichte. Kernprinzip seiner Arbeit ist das von ihm formulierte Ähnlichkeitsprinzip:

> ***»Ähnliches soll durch Ähnliches geheilt werden«.***
> ***(similia similibus curentur)***

Demnach soll ein homöopathisches Arzneimittel so ausgewählt werden, dass es bei einem Gesunden genau die Symptome hervorrufen würde, an denen der kranke Patient gerade leidet. Dies mag zunächst völlig widersinnig anmuten. Denn dadurch müssten die schon vorhandenen Symptome doch eigentlich noch verstärkt werden, oder etwa nicht? Der Verstand möchte dies möglicherweise spontan bejahen und diesen Ansatz als völligen Quatsch bezeichnen. Aber was ist mit Impfungen? Dabei geschieht im Prinzip nichts anderes. Durch die Verabreichung geringster Dosen von Erregern wird der Körper angeregt, entsprechende Antikörper und Abwehrmechanismen zu bilden, so dass er dagegen immun wird.

Ganz neu war der Grundgedanke von *Hahnemann* zudem nicht. Einige der berühmtesten Heilkundigen der Menschheitsgeschichte kamen schon lange vor ihm zu einer sehr ähnlichen Erkenntnis.

Die älteste Aufzeichnung in dieser Richtung geht auf den berühmten *Hippokrates* zurück. Dieser lebte von 460 v. Chr. bis etwa 370 v. Chr. und gilt quasi als Urvater der klassischen Medizin:

> *»Die Krankheit entsteht durch Einflüsse, die den Heilmitteln ähnlich wirken, und der Krankheitszustand wird beseitigt durch Mittel, die ihm ähnliche Erscheinungen hervorrufen.«*

Mit etwas anderen Worten hat *Theophrast von Hohenheim* (1493-1541) diese Erkenntnis formuliert:

> *»Ähnliches wird durch Ähnliches behandelt und nicht Gegensätze durch Gegensätze.«*

Wenn Ihnen dieser Name nichts sagen sollte, liegt das vermutlich daran, dass er unter einem anderen deutlich bekannter wurde. Als *Paracelsus* hat er auf Grund seiner damals legendären Heilungserfolge die moderne Medizin geprägt, wie niemand zuvor. Bezeichnend für das Leben und Wirken des *Paracelsus* ist der Umstand, dass er mit beißender Kritik die damals vorherrschenden Lehrmeinungen in Frage stellte, was ihm eine erbitterte Gegnerschaft der etablierten Ärzte und Apotheker bescherte.

Aber zurück zur Homöopathie. Ein weiteres wesentliches Merkmal besteht darin, dass die Grundsubstanzen zur Herstellung homöopathischer Arzneimittel einer sogenannten Potenzierung unterzogen werden. Dabei werden sie mehrfach im Verhältnis 1:10 oder 1:100 verdünnt und dabei gleichzeitig dynamisiert. Bei flüssigen Substanzen geschieht dies durch ein wiederholtes Verschütteln mit Wasser oder Ethanol, so dass als Ergebnis homöopathische Tropfen entstehen. Handelt es sich um feste Ausgangsstoffe, werden diese entsprechend mehrfach mit Milchzucker verrieben. Auf diese Art erhält man Globuli. Die Wirkweise der Potenzierung ist allerdings nicht primär auf das reine Verdünnen zurückzuführen. Entscheidender ist die Energiezufuhr des Verschüttelns und Verreibens. Hierdurch werden die Kerninformationen der Ausgangsmaterialien an das entsprechende Lösungsmittel abgegeben.

Dies mag zunächst sehr abstrakt erscheinen. Eine Veränderung von neutralen Lösungsmitteln oder plumpem Milchzucker durch Schütteln oder Reiben? *»Was für ein Unsinn!«*, mag man da vielleicht spontan ausrufen. Hier bitte ich jedoch zu bedenken, dass nicht grundlos in jedem chemischen Labor Zentrifugen stehen. Selbst Ihr Hausarzt wird solche Geräte in seiner Praxis haben, zumindest sofern er Laboruntersuchungen vor Ort durchführen sollte. Dort geschieht etwas sehr Ähnliches: Allein durch die Beschleunigungskräfte werden ohne weiteres Zutun die Inhaltsstoffe aufgespalten und getrennt, so dass das zentrifugierte Material im Anschluss über eine komplett neue Anordnung und Zusammensetzung verfügt. Nichts anderes macht eine Wäscheschleuder in Ihrem Haushalt. Nach dem Schleudern ändern sich nicht nur der Zustand sowie der Feuchtigkeitsgrad Ihrer Wäsche. Das herausgeschleuderte Wasser ist so gut wie nie klar, sondern zumeist trüb. Diese Trübheit beruht auf elementaren Bestandteilen Ihrer gewaschenen Kleidung, wie beispielsweise Farbpigmenten, Schmutzresten sowie feinsten Stoffpartikeln. Aber auch wenn es optisch klar wäre, könnte man die eben genannten Inhaltsstoffe problemlos im Labor nachweisen. Das zentrifugierte Wasser enthält somit eindeutig wesentliche Informationen der Kleidungsstücke, mit denen es zuvor in Berührung kam. Hierzu bedarf es noch nicht einmal eines Waschmittels, den Effekt hätten Sie auch ohne die Verwendung waschaktiver Substanzen. Die umfassenden mechanischen Einflüsse während eines normalen Waschprogramms würden hierzu vollauf genügen. Dies ist in etwa, wenn auch stark vereinfacht dargestellt, der bei einer Dynamisierung ablaufende Prozess.

In der Homöopathie geht man ferner davon aus, dass die Wirksamkeit eines so gewonnenen Arzneimittels mit jeder Potenzierung nicht etwa schwächer wird, sondern zunimmt. Im Extremfall erfolgt diese Potenzierung über die chemische Auflösungsgrenze hinaus. In diesem Fall enthält ein Arzneimittel nur noch die energetischen Informationen der Ursprungsstoffe. Viele Heilpraktiker und Ärzte arbeiten allerdings vorzugsweise mit den Verdünnungen 1:10 000 (D4) oder 1:1 000 000 (D6). In diesen Dosierungen sind die Ursprungsstoffe noch in eindeutig messbaren Konzentrationen vorhanden. Die höheren Potenzen C6, C12 und C30 werden auf Grund guter Erfahrungen heutzutage ebenfalls häufig verwendet.

1.4.2 Homöopathie und *hCG*

Hormone finden heutzutage vielfach Anwendung in der Medizin und im Bereich des Anti-Agings. Oft werden diese Hormone künstlich, durch Bakterien oder mit Hilfe von Tierprodukten, hergestellt. Das ist bei *hCG* nicht der Fall. Üblicherweise wird *hCG* nach wie vor aus dem Urin schwangerer Frauen gewonnen. Dies mag zunächst Befremden oder gar Ekel auslösen. Aber keine Angst, Sie müssen nicht literweise Urin trinken. Ferner ist zu bedenken, was oft in ganz normalen Alltagslebensmitteln so alles enthalten ist.

Es handelt sich um einen minimalen Bestandteil des Urins, der chemisch sauber extrahiert wird. Reines *hCG* hat daher mit ursprünglichem Urin im Prinzip absolut nichts mehr zu tun. Dennoch ist es für viele sicherlich keine sehr schöne Vorstellung, dem eigenen Körper ausgerechnet Stoffe aus dem Urin schwangerer Frauen zuzuführen. Im Rahmen einer klassischen *hCG*-Diät ist dies allerdings unvermeidbar. Hinzu kommen die hohen Kosten, die mit den Spritzen verbunden sind sowie der große Aufwand für ständige Arztbesuche oder gar dem Aufenthalt in einer Spezialklinik.

Glücklicherweise gibt es heutzutage auch andere Wege, eine *hCG*-Diät durchzuführen. Eine Möglichkeit besteht in der Einnahme von homöopathischen Tropfen oder Globuli. Aufgrund der oben ausgeführten

Besonderheit der Homöopathie enthalten diese bei voller Wirksamkeit nur noch winzigste Mengen des Hormons.

Manche Menschen stehen Hormonen möglicherweise generell eher ablehnend gegenüber oder können sich mit der Vorstellung der Herkunft von *hCG* immer noch nicht ganz anfreunden. Hier bieten hormonfreie bioenergetisierte Tropfen eine interessante Lösung. Ohne die tatsächliche Verwendung des Hormons sollen diese dennoch die reine *hCG*-Information enthalten. Dies wurde möglich durch einen neuen Bereich der Homöopathie. Dabei werden mit Hilfe von energetischen Verfahren Informationsmuster beliebiger Ursubstanzen auf eine neue Trägersubstanz kopiert. Diese Kopien enthalten keinerlei messbare Ursubstanzen, verfügen aber dennoch über deren reine, aufgeprägte Information. Durch Potenzierung kann deren Wirksamkeit dann analog zu klassischen homöopathischen Arzneimitteln weiter verfeinert und verstärkt werden. In beiden Fällen geht es in erster Linie um die enthaltenen Informationen. Dies erklärt, weswegen es in Bezug auf Anwendung und Wirksamkeit zwischen den beiden Verfahren so gut wie keine Unterschiede geben soll. Soweit die Theorie. In der Praxis gibt es allerdings Stimmen, die diesen Ansatz eher kritisch sehen.

Heutzutage können Sie somit zwischen drei Verschiedenen Varianten wählen:

1) Klassische *hCG*-Diät mit Spritzen (direkte Zuführung des reinen Hormonstoffs)
2) Homöopathische *hCG*-Tropfen oder Globuli (Vollständige *hCG*-Information bei gleichzeitig minimalster Hormonzufuhr)
3) Bioenergetisierte *hC*G-Tropfen (Vollständige *hCG*-Information ohne direkte Einnahme von Hormonpräparaten)

Eine *hCG*-Diät mit Hilfe von homöopathischen Tropfen oder Globuli bietet eine Vielzahl von Vorteilen:

- ✓ Keine Spritzen (dies bedeutet weniger Aufwand, Unannehmlichkeiten, Hemmungen durch schmerzende Piekser und vor allem ein Verzicht auf regelmäßige Arztbesuche oder gar den Besuch einer Spezialklinik)
- ✓ Die Kur kann problemlos zu Hause durchgeführt werden.
- ✓ Größere zeitliche Flexibilität (es entfallen zeitraubende Termine)
- ✓ Die Kur ist dadurch **deutlich preiswerter** und somit für wirklich jeden erschwinglich.
- ✓ Die Kur ist völlig rezeptfrei.

Homöopathische Arzneimittel sind üblicherweise rezeptfrei. Auf Grund ihrer Wirksamkeit und ihres medizinischen Charakters gelten sie aber dennoch als Medikamente. Daher sind sie zumeist apothekenpflichtig und dürfen somit nur in Apotheken vorgehalten und verkauft werden. Bei hormonfreien, bioenergetisierten Tropfen ist dies anders. Trotz gleich hoher Wirksamkeit gelten diese formal nicht mehr als Arzneimittel. Vielmehr werden sie als Nahrungsergänzungsmittel eingestuft und sind als solche frei verkäuflich.

1.4.3 Bezugsquellen für homöopathische Produkte

Auf Grund der zunehmenden Beliebtheit der *hCG*-Diät gibt es im Internet verschiedene Angebote für homöopathische Tropfen und Globuli. Da es sich bei homöopathischen Produkten um Arzneimittel handelt, sollten Sie nach Möglichkeit eine seriöse Quelle wählen. Anbei ein kleiner Auszug von in Deutschland verfügbaren Angeboten, Stand Dezember 2014:

- ✓ *Homeda Gonadotropin C30*. Hier handelt es sich um ein Produkt der Homeda Pharma GmbH (www.homeda.de), die seit 1997 homöopathische Arzneimittel herstellt. Diese Globuli sind über diverse Onlineapotheken sowie Apotheken vor Ort verfügbar und kosten 13,90 Euro für 10 Gramm.

Tipp: Wenn Sie nicht mühsam verschiedene Onlineapotheken vergleichen möchten, geben Sie den Produktnamen einfach in eine Preissuchmaschine ein.

- ✓ Der Onlinehändler *Amazon* hat *hCG* (Gonadotropin) sowohl in Form von Tropfen als auch Globuli im Sortiment. Der eigentliche Versand wird dabei über eine Apotheke abgewickelt. Der Preis für beide Varianten beträgt je 16,95 Euro.

- ✓ *HCG* kann in den Potenzen C12, C30, C200, D12 und D30 über die *Brahms Apotheke* in Regensburg (www.brahms-apotheke.de) per Post bezogen werden. Je nach Potenz kosten 10 Gramm Globuli dort zwischen 5 und 10 Euro, zuzüglich einer geringen Versandpauschale. Auf deren Homepage finden Sie weiterführende Informationen.

- ✓ Mit Rezept ist auch eine Bestellung von *hCG* über die *Salvator Apotheke* in Österreich (www.remedia.at) möglich. Nach eigenen Angaben wird dort am häufigsten ein *hCG*-Komplexmittel als Mischung der Potenzen C12, C30 und C60 bestellt. Mit Sprühfunktion ist dies für 19,50 Euro erhältlich. Der Versand erfolgt offenbar auf Rechnung. Das benötigte Rezept könnte Ihnen außer einem Arzt auch ein Heilpraktiker ausstellen.

- ✓ Der Vollständigkeit halber erwähne ich noch Bezugsquellen für bioenergetisierte Tropfen. Diese werden angeboten als *»HCG Activator Tropfen«* über Bioeva (www.bioeva.com) sowie als *»Hormony Complex G B-12 Tropfen«* bei Hormony (www.hormonyshop.com). Diese sind allerdings deutlich teurer und kosten 39,95 Euro beziehungsweise 47,20 Euro. Diese Produkte sind komplett hormonfrei, aber, wie erwähnt, nicht ganz unumstritten.

Darüber hinaus haben manche Apotheken vor Ort entsprechende Produkte im Sortiment oder können diese auf Nachfrage sehr schnell besorgen. Auf Grund der Vielzahl verfügbarer Angebote bitte ich um Verständnis, dass ich keine konkrete Empfehlung aussprechen möchte. Im Zweifel wird Sie Ihr Arzt, Heilpraktiker oder Apotheker gerne beraten.

2. Die eigentliche Diät

Mit der *hCG*-Diät sind beachtliche Ergebnisse möglich. Dafür gibt es allerdings auch recht strenge Vorgaben. So sollten Sie während der Diät unter anderem auf folgende Lebensmittel komplett verzichten:

- Öl oder Fett
- Zucker
- Alkohol
- »Leere« Kohlenhydrate

Ganz hartgesottene Verfechter der reinen Lehre fordern zudem einen völligen Verzicht auf fetthaltige Cremes und Kosmetika. Begründet wird dies damit, dass die darin enthaltenden Öle und/oder Fette über die Haut aufgenommen werden könnten. Es ist richtig, dass die Haut als größtes menschliches Organ ständig atmet und somit auch Inhaltsstoffe aufnimmt. Immerhin hat die Haut eines Erwachsenen eine Oberfläche von 1,5 bis 1,8 Quadratmetern und wiegt gut und gerne 4 Kilogramm. Man denke hierbei nur an Vergiftungen durch reinen Hautkontakt. Darüber hinaus wird die Fähigkeit der Haut zur Resorption (=Aufnahme von Stoffen in biologischen Systemen) für die Verabreichung einiger Medikamente benutzt. Die Absorbierung von Fetten aus Kosmetika dürfte hingegen so gering sein, dass dieser Aspekt ruhigen Gewissens vernachlässigt werden kann. Nach umfassender Recherche in unterschiedlichsten medizinischen Datenbanken und Archiven konnte ich keine Studie finden, die eine statistisch erwähnenswerte Einlagerung von Fetten oder Ölen aus Kosmetika über die Haut belegen würde. Im Zweifel bitte ich, diesbezüglich einfach den gesunden Menschenverstand zu Rate zu ziehen. Beim

Eincremen des Gesichts beträgt die Menge des verwendeten Pflegeprodukts gerade mal einige Gramm. Von einer Körperlotion wird sicherlich eine größere Portion verwendet, dafür enthalten diese Emulsionen einen sehr hohen Wasseranteil und daher mengenmäßig deutlich weniger Öl. Viele Inhaltsstoffe gelangen maximal bis zur Unterhaut, der Rest bleibt an der Oberfläche. Dort werden sie nach und nach von der Luft sowie durch das Rubbeln der Kleidung abgetragen. Ein weiterer großer Teil wird durch den eigenen Schweiß einfach weggespült. Was an Inhaltsstoffen tatsächlich über die Haut aufgenommen wird, landet nicht etwa direkt im Magen, sondern zunächst im Blutkreislauf und wird anschließend im Körper verteilt. Deutlich formuliert bedeutet dies: Kein Mensch wird dick durch die regelmäßige Verwendung einer Creme.

Meine klare Empfehlung lautet daher, dass die Wahl Ihrer Kosmetika für den Erfolg der Diät mehr oder weniger unerheblich ist. Über die Jahre konnte ich sehr viele Teilnehmerinnen beobachten, die ihre gewohnten Kosmetikartikel weiterhin benutzt haben und mit Hilfe der Diät trotzdem ihr Gewicht beachtlich reduzieren konnten. Wenn Sie hingegen ganz auf Nummer Sicher gehen wollen, verwenden Sie für die Zeit der Diät fettfreie Gele aus Aloe Vera. Dieses Gel wird direkt aus dem Wasserspeichergewebe der Aloe-Pflanze gewonnen und ist somit ein wertvolles Naturprodukt. Neben einer herausragenden Pflegewirkung werden dem Stoff noch entzündungshemmende, wundheilende und immunstimulierende Eigenschaften zugeschrieben. Hierbei handelt es sich um ein extrem hochwertiges Pflegeprodukt, mit dem Sie Ihrer Haut mit Sicherheit viel Gutes tun. Jeder größere Drogeriemarkt oder Onlinehändler hat entsprechende Angebote in seinem Sortiment. Über das Stichwort *»Oilfree«* werden Sie bei größeren Onlineplattformen wie *Amazon* oder *EBAY* ebenfalls eine Vielzahl weiterer ölfreier Kosmetika finden. Dies ist insbesondere dann für die Zeit der Diät zu überlegen, wenn Sie üblicherweise nahezu täglich Ihren Körper großzügig mit reinen pflanzlichen Ölen verwöhnen. Dies könnte tatsächlich einen gewissen, wenn auch nur minimalen Effekt in Bezug auf Fettaufnahme über die Haut haben.

2.1 Was gibt es zu beachten?

Diese Diät hat dennoch ihre sehr spezifischen Empfehlungen und daher auch Regeln. Somit gilt leider nicht die Vorgabe: *»Alles, was nicht verboten ist, ist erlaubt.«* Das Gegenteil ist vielmehr der Fall. In Bezug auf die Lebensmittel während der Diätphase handelt es sich um ein explizites Verbot: ***»Alles, was nicht erlaubt ist, ist verboten«.*** Dies hört sich zunächst drastischer an, als es ist. Wie Sie sehen werden, gibt es eine recht große Anzahl an »erlaubten Lebensmitteln«, so dass einem abwechslungsreichen Speiseplan nichts im Wege steht. Ferner wurde basierend auf neuen Erkenntnissen die ursprüngliche Liste von Dr. Simeons im Laufe der Jahre erweitert. Somit sollte wirklich jeder eine gewisse Auswahl an schmackhaften Zutaten finden können.

Um Sie bezüglich der möglichen Zutaten etwas zu sensibilisieren, finden Sie dahinter jeweils die Kalorienangabe für 100 Gramm des entsprechenden Produkts.

Wie Sie sehen, gibt es diesbezüglich teils gewaltige Unterschiede zwischen relativ ähnlich anmutenden Lebensmitteln. Dies macht vermutlich recht schnell deutlich, von welchen Zutaten man bei Bedarf etwas mehr nehmen kann – und mit welchen eher sparsamer umgegangen werden sollte. Ernährungsphysiologisch gilt zudem auch bei *hCG* die grundsätzliche Faustregel:

Im Zweifel ist Gemüse dem Obst vorzuziehen.

Dies basiert nicht nur auf der zumeist niedrigeren Kalorienanzahl von Gemüse bei gleicher Menge. Obst enthält naturgemäß einen hohen Anteil an Fruchtzucker und führt somit zu einem schnelleren und umfassenderen Anstieg des Blutzuckerspiegels, was wiederum eine stärkere Ausschüttung von Insulin zur Folge hat. Ferner enthält Gemüse im Vergleich zu Obst mehr hochwertige sekundäre Pflanzenstoffe, die vom menschlichen Organismus besser verwertet werden können.

Bei aller Sensibilität und noch so großer Motivation dennoch ein klarer Hinweis:

Machen Sie aus Ihrer Diätphase keine strenge Wissenschaft. Sie benötigen definitiv keine hochwertige Laborausrüstung, um die Zutaten für eine Mahlzeit exakt auf die vierte Nachkommastelle abwiegen zu können. Dennoch ist eine Haushaltswaage grundsätzlich zu empfehlen, zumal selbst digitale Küchenwaagen heutzutage schon für unter 10 Euro zu haben sind. Wenn Sie diese Anschaffung scheuen und/oder kein weiteres Gerät in Ihrer Küche herumstehen haben wollen, versuchen Sie einfach, sich eine Küchen- oder Briefwaage im Freundes- und Bekanntenkreis zu leihen.

Weiterhin möchte ich betonen, dass es sich bei den Kalorienangaben um Durchschnittswerte aus unterschiedlichen ernährungswissenschaftlichen Tabellen handelt. Je nach Frische, Herkunft, Lagerung, Pflanzenanbau oder Tieraufzucht werden die exakten Werte im Einzelfall immer schwanken, teilweise sogar um zweistellige Prozentwerte nach oben oder unten. Dies ist auch der Grund dafür, weswegen verschiedene Kalorientabellen üblicherweise nie absolut identisch sind, sondern sich immer ein wenig unterscheiden. Die aufgeführten Durchschnittswerte bieten dennoch eine solide und bewährte Grundlage, um Ihre tägliche Kalorienzufuhr zu ermitteln. Daher können Sie dies ruhigen Gewissens verwenden und im Zweifel ein wenig auf- oder abrunden.

Aus oben genannten Gründen brauchen Sie nicht gleich in Panik zu verfallen, wenn die von Ihnen berechnete Kalorienzahl Ihr eigentliches zum Ziel gesetztes Tagesmaximum minimal übersteigen sollte. Vermutlich liegen Sie bei anderer Gelegenheit ein wenig unter Ihrer »Soll-Marke«, so dass es dann im Mittelwert schon passt.

2.2 Grundregeln für die Hauptmahlzeiten

Da die Kalorienzahl während der Diät stark reduziert ist, kommt den Hauptmahlzeiten eine besondere Bedeutung zu. Diesbezüglich gilt es, einige Punkte zu beachten:

- Bestandteile einzelner Mahlzeiten dürfen nicht »aufgespart« und dann für andere Mahlzeiten verwendet werden. Zu jeder Hauptmahlzeit gehört **unbedingt** eine Portion hochwertiger Proteine. Ein Verzicht der obligatorischen Proteinration an Fleisch, Geflügel, Fisch oder Tofu fürs Mittagessen und dafür eine doppelte Portion am Abend sind somit tabu. Umgekehrt gilt dies selbstverständlich genauso.
- Bestandteile eines Tages dürfen nicht auf einen anderen Tag übertragen werden.
- Fertige Soßen oder andere Fertigprodukte dürfen nicht verwendet werden, da diese zumeist Fette und Zucker enthalten. Sofern Sie auf Fertigprodukte zurückgreifen möchten, sollten Sie sehr sorgfältig die Zutatenliste studieren.

Diese Grundregeln sollen eine **gleichmäßige Zufuhr von Energie und Nährstoffen** gewährleisten sowie eine unbeabsichtigte Aufnahme verbotener Zutaten vermeiden. Bitte nehmen Sie diesen Aspekt ernst, da nur so Ihr Wohlbefinden und auch Ihre Leistungsfähigkeit dauerhaft aufrechterhalten werden können. Eine schwankende Versorgung mit Kalorien oder unbeabsichtigte Zuckerzufuhren wären diesbezüglich alles andere als empfehlenswert.

2.3 Ausgangsbasis und Zwischenkontrolle

Bevor Sie mit der Diät loslegen, sollten Sie zunächst einmal ganz nüchtern eine Bilanz der Gegebenheiten vornehmen. Für Ihre Ausgangswerte finden Sie etwas weiter unten eine kleine Tabelle. Zur Dokumentation der Entwicklung sollten Sie diese während der *hCG*-Kur einmal wöchentlich mit den aktuellen Werten füllen. Um eine Entwicklung feststellen zu können, die nicht auf normalen Schwankungen im Tagesverlauf beruht, machen Sie diese und alle künftige Messungen nach Möglichkeit morgens, direkt nach dem Aufstehen und einem Besuch der Toilette.

In erster Linie geht es dabei um Ihr Gewicht. Da sich unerwünschtes Fett bedauerlicherweise mit Vorliebe am Bauch und an den Hüften einlagert, spielt der Bauchumfang eine bedeutende Rolle. Diesen, sowie die anderen Körpermaße, messen Sie am einfachsten mit einem flexiblen Maßband. Ein solches Schneidermaßband gehört zur Standardausrüstung eines »Nähkörbchens« und ist bei Bedarf in diversen Billigläden für kleines Geld zu haben. Wer es bequemer mag und nicht durch die Geschäfte laufen möchte, wird für knapp 2 Euro auf diversen Einkaufsportalen im Internet fündig. Zur Not können Sie auch ein flexibles Metall-Maßband aus dem Heimwerkerbereich nehmen. Diese sind jedoch zumeist weniger flexibel und verfügen über eine Art »Klemmvorrichtung«, so dass sie bei einer Biegung nicht exakt angelegt werden können. Die Ergebnisse sind daher etwas weniger genau. Bevor Sie gar nicht messen, sollten Sie im Zweifel besser auf diese etwas weniger exakten Werte zurückgreifen.

Wenn Sie besonders sorgfältig vorgehen möchten, können Sie noch den Brustumfang sowie den Umfang der Oberarme und Oberschenkel im Auge behalten. Den Brustumfang messen Sie am besten nach dem Ausatmen auf Höhe der Brustwarzen. Bei Oberarmen und –schenkeln wählen Sie bitte die Stelle mit dem größten Umfang.

Ein häufig verwendeter Indikator ist der **Body-Maß-Index**, kurz: **BMI**. Dieser Index ist recht undifferenziert, für eine Grobeinteilung aber dennoch hilfreich. Wegen seiner Einfachheit wird er heutzutage von vielen Experten gerne herangezogen, unter anderem von der Weltgesundheitsorganisation (WHO).

Der BMI berechnet sich folgendermaßen:

$$BMI = \frac{Körpermasse}{Körpergröße * Körpergröße}$$

Für eine Frau von 1,70 m und einem Gewicht von 72 kg ergibt sich somit folgender BMI:

$$BMI = \frac{72}{1{,}70 * 1{,}70}$$

$$BMI = \frac{72}{2{,}89}$$

$$= 24{,}9$$

Die WHO klassifiziert bei Erwachsenen folgende Einstufungen (Stand 2008):

Kategorie	BMI (kg/m²)	Körpergewicht
Starkes Untergewicht Mäßiges Untergewicht Leichtes Untergewicht	≤ 16,0 16,0 – 17,0 17,0 – 18,5	Untergewicht
Normalgewicht	**18,5 – 25,0**	**Normalgewicht**
Präadipositas	25,0 – 30,0	Übergewicht
Adipositas Grad I Adipositas Grad II Adipositas Grad III	30,0 – 35,0 35,0 – 40,0 ≥ 40,0	Adipositas

Ab einer Körpermasseanzahl von 30 kg/m² stuft die WHO übergewichtige Personen als behandlungsbedürftig ein. Die Bezeichnung *Adipositas* bedeutet nichts anderes als Fettleibigkeit.

Die Frau aus dem obigen Beispiel wäre somit normalgewichtig mit Tendenz zu leichtem Übergewicht.

Der BMI ist aufgrund diverser Schwächen allerdings nicht das Maß aller Dinge. Abgesehen vom Körperbau und der Knochenstruktur bleibt noch ein anderer gewichtiger Aspekt unberücksichtigt. Und zwar die Frage, wie sich das Körpergewicht zusammensetzt. Ein Mann mit einem BMI von 29 kann sowohl topfit und äußerst muskulös sein oder aber untrainiert und mit Fettpölsterchen oder gar Fettpolstern an diversen Körperstellen. Oder vereinfacht, der BMI verrät nichts darüber, ob die Pfunde aus straffen Muskeln oder Fett besteht. Dieser Punkt ist hingegen aus mancherlei Gründen von Interesse. Hierbei geht es nicht nur um die reine Optik. Trainierte Muskelmasse belastet den gesamten Organismus deutlich weniger als Fettpolster, die der Körper mit sich herumschleppen muss. Dies gilt für Frauen wie Männer gleichermaßen.

Zur Messung des Fettanteils gibt es verschiedene Möglichkeiten. Am genauesten geschieht dies sicherlich in einer ärztlichen Praxis. Gut ausgestattete Fitnesscenter oder Wellness-Oasen bieten häufig ebenfalls professionelle Apparaturen. Passable Ergebnisse liefern bereits schon Waagen für den Hausgebrauch, die über die entsprechende Funktion verfügen.

Die *Stiftung Warentest* hat im Januar 2014 unter anderem Körperanalysewaagen getestet. Die preiswertesten Produkte mit Urteil »gut« gibt es schon für unter 30 Euro, wie z.B. die

ADE BA 1300/13001

Hier möchte ich allerdings betonen, dass ich keine Expertin für Waagen bin und mich hier nur auf *Stiftung Warentest* beziehe. Sollten Sie mit der Waage unzufrieden sein, schimpfen Sie daher bitte nicht auf mich!

Ein Blick in Rezensionen bei Onlinehändlern ist für die Entscheidungsfindung in Bezug auf eine geeignete Waage möglicherweise hilfreich. Dennoch sollte eine Sache nicht außer Acht gelassen werden: Keine Waage für den Hausgebrauch wird Körperfett, Muskelanteil & Co. absolut perfekt messen können, da die elektronische Messung der Zusammensetzung der Körpermasse ausschließlich über Sensoren an den Füßen erfolgt. Profigeräte gehen dabei üblicherweise zusätzlich noch über die Hände und somit den Oberkörper. Dies ermöglicht wesentlich genauere Messungen. Dennoch geben solche Waagen zumindest einen guten Anhaltspunkt.

Recht exakte Ergebnisse des Körperfettanteils bietet auch eine Hautfaltenmessung mit entsprechendem Gerät. Dies ist vom Verfahren allerdings deutlich aufwendiger als der morgendliche Gang zur Waage.

Letztendlich geht es bei der regelmäßigen Messung auch nicht um absolute Perfektion bis zur dritten Nachkommastelle. Viel wichtiger ist, dass eine Entwicklung erkennbar wird. Hierbei ist es dann eher unerheblich, ob der angezeigte Wert beispielsweise immer einige Prozent über oder unter dem tatsächlichen liegt. Das Messverfahren, auch wenn es nicht exakt ist, bleibt immer gleich. Wenn der Wert also immer etwa drei Prozent zu niedrig sein sollte, spielt dies keine Rolle, da dann trotzdem recht exakt ermittelt werden kann, ob der Fettgehalt im Laufe der Zeit rauf oder runter geht.

Für jede Form von Vorhaben ist eine genaue Kenntnis der Ausgangslage hilfreich. So auch in diesem Falle. Bevor Sie mit der *hCG*-Diät starten, sollten Sie Bilanz über den Status Quo ziehen. Ehrlich und ungeschminkt.

Um Ihren Erfolg zu dokumentieren und genau im Blick zu halten, sollten Sie diese umfangreicheren Messungen bis zum Ende der eigentlichen Diätphase einmal wöchentlich wiederholen. Selbstverständlich können Sie die Zwischenmessungen auch häufiger vornehmen. Eine genaue Beobachtung während oder zumindest zum Ende der Stabilisierungsphase kann ebenfalls hilfreich sein, um Fehlentwicklungen schnell feststellen und reagieren zu können. Fertigen Sie in dem Fall einfach ein paar Fotokopien der Vorlagen an. Fotokopien sollten Sie ebenfalls anfertigen, wenn Sie die eigentliche Diätphase möglicherweise (spontan) ausdehnen wollen. Das Gleiche gilt selbstverständlich auch, wenn Sie sehr viel an Gewicht verlieren möchten, so dass Sie die Diät voraussichtlich in absehbarer Zeit noch einmal wiederholen werden.

Am wichtigsten ist natürlich, zu Beginn der Kur zu wissen, wo man steht. Daher sollten Sie sich vor dem Start nach Möglichkeit die Mühe machen, wirklich alle Angaben einmal sorgfältig zu ermitteln. Nur so können Sie detailliert nachhalten, inwieweit Sie von der Diät profitiert haben.

***Ausgangsbasis* zum Start der *h*CG-Diät am (Datum):**	

Körpergröße		cm
Ist-Gewicht		kg
Bauchumfang Höhe Nabel		cm
Kleidergröße Unterteil (Hose/Rock)		
BMI		

optional erweitert um:

Fettanteil Körpergewicht		%
Brustumfang		cm
Umfang Oberschenkel rechts		cm
Umfang Oberschenkel links		cm
Umfang Oberarm rechts		cm
Umfang Oberarm links		cm

Füllen Sie hierzu einfach die grau hinterlegten Felder.

Aber auch während der Diät sollten Sie nach Möglichkeit einmal wöchentlich zumindest die Daten im oberen Block erfassen.

Körperbilanz nach *Diätwoche 1* am (Datum):	

Körpergröße		cm
Ist-Gewicht		kg
Bauchumfang Höhe Nabel		cm
Kleidergröße Unterteil (Hose/Rock)		
BMI		

optional erweitert um:

Fettanteil Körpergewicht		%
Brustumfang		cm
Umfang Oberschenkel rechts		cm
Umfang Oberschenkel links		cm
Umfang Oberarm rechts		cm
Umfang Oberarm links		cm

Wenn Sie die Messungen häufiger vornehmen oder die Diätphase verlängern möchten, fertigen Sie einfach einige Fotokopien an.

Körperbilanz nach *Diätwoche 2* am (Datum):	

Körpergröße		cm
Ist-Gewicht		kg
Bauchumfang Höhe Nabel		cm
Kleidergröße Unterteil (Hose/Rock)		
BMI		

optional erweitert um:

Fettanteil Körpergewicht		%
Brustumfang		cm
Umfang Oberschenkel rechts		cm
Umfang Oberschenkel links		cm
Umfang Oberarm rechts		cm
Umfang Oberarm links		cm

Am Interessantesten ist sicherlich der Status zum Ende der eigentlichen Diätphase.

Körperbilanz zum *Ende der Diätphase* am (Datum):	

Körpergröße		cm
Ist-Gewicht		kg
Bauchumfang Höhe Nabel		cm
Kleidergröße Unterteil (Hose/Rock)		
BMI		

optional erweitert um:

Fettanteil Körpergewicht		%
Brustumfang		cm
Umfang Oberschenkel rechts		cm
Umfang Oberschenkel links		cm
Umfang Oberarm rechts		cm
Umfang Oberarm links		cm

Ihr Gewicht hingegen sollten Sie nach Möglichkeit täglich kontrollieren. Wenn Sie die folgende Tabelle jeden Morgen pflegen, haben Sie die Entwicklung während Ihrer gesamten Diät hervorragend im Blick.

	Gewicht in kg	Veränderung zum Vortag		Gewicht in kg
Muster 1	73,2	**XXX**		
Muster 2	72,8	-0,4		
Vorbereitung				
Tag 1		**XXX**		
Tag 2				
Diät-Phase			**Stabilisierung**	
Tag 1			Tag 1	
Tag 2			Tag 2	
Tag 3			Tag 3	
Tag 4			Tag 4	
Tag 5			Tag 5	
Tag 6			Tag 6	
Tag 7			Tag 7	
Tag 8			Tag 8	
Tag 9			Tag 9	
Tag 10			Tag 10	
Tag 11			Tag 11	
Tag 12			Tag 12	
Tag 13			Tag 13	
Tag 14			Tag 14	
Tag 15			Tag 15	
Tag 16			Tag 16	
Tag 17			Tag 17	
Tag 18			Tag 18	
Tag 19			Tag 19	
Tag 20			Tag 20	
Tag 21			Tag 21	

Für eine mögliche Verlängerung oder Wiederholung der Diät können Sie die Seite mit den täglichen Werten einige Male fotokopieren.

3. Die 3 Phasen der Diät

Die *hCG*-Diät unterscheidet sich in mancherlei Hinsicht von klassischen Abnehmprogrammen. Das primäre Ziel ist somit nicht ein möglichst ansehnlicher Gewichtsverlust in relativ kurzer Zeit, vielmehr geht es um eine Veränderung, oder wenn Sie wollen auch »Neuprogrammierung« Ihres *Hypothalamus* und damit Ihres Stoffwechsels. Denn schließlich möchten Sie Ihr neues Gewicht ja dauerhaft behalten und gerade nicht dem sonst oftmals üblichen Jojo-Effekt unterliegen.

Um dieses Ziel zu erreichen und insbesondere Ihren Stoffwechsel dauerhaft zu verändern, besteht die Diät aus drei Phasen.

Vorbereitung ➔	Diätphase ➔	Stabilisierung
(2 Tage)	(3 Wochen)	(3 Wochen)

Männer und reifere Frauen können mit der Diät jederzeit starten. Frauen in ihrer fruchtbaren Lebensphase hingegen sollten darauf achten, mit der eigentlichen Diätphase nach Möglichkeit am ersten Tag nach Ende ihrer Periode zu beginnen. Dies ist allerdings nicht zwingend erforderlich. Selbstverständlich werden Sie auch dann immens von der *hCG*-Diät profitieren, wenn dies terminlich nicht möglich sein sollte oder Sie gleich umgehend starten möchten. Dennoch würde die Kur so am besten in das normale Hormongefüge des Körpers eingebunden. In dem Fall fänden die Vorbereitungstage bereits an den beiden letzten Tagen der Regelblutung statt. Frauen mit unregelmäßiger Blutung sollten die Vorbereitungstage etwas flexibler handhaben und dafür gegebenenfalls etwas mehr Zeit einplanen. Das Ziel sollte sein, dass die eigentliche Diätphase am ersten Tag nach Ende der Blutung startet. Wenn es wegen Unwägbarkeiten bei der Planung möglicherweise drei oder vier Vorbereitungstage werden könnten, wäre die Intensität der Vorbereitungstage dann allerdings etwas zu schmälern.

Weiterhin ist zu erwähnen ist, dass für die Diät nach Möglichkeit ein Zeitraum gewählt werden sollte, in dem Sie nicht ständig mit Extrembelastungen zu rechnen haben. Sie bleiben zwar grundsätzlich sehr leistungsfähig, aber für Lebensphasen, in denen Sie physisch selbst bei Normalernährung körperlich an Ihre absoluten Grenzen stoßen würden, ist die Diät eher nicht zu empfehlen. Hierbei ist es unerheblich, ob Sie kräftezehrende Sportwettkämpfe, anstrengende Reisen quer über den Globus oder eine Vielzahl schwieriger und bedeutender Verhandlungen erwarten. Ein Zeitraum mit gehäuften Familienfeierlichkeiten, Geburtstagseinladungen bei Freunden oder ständigen Geschäftsessen ist ebenfalls nur bedingt zu empfehlen. Warten Sie im Zweifel lieber ein paar Wochen, bis sich eine Gelegenheit ergibt, in der die Diät besser mit Ihren Lebensumständen zu vereinbaren ist.

3.1 Phase 1: Die Vorbereitung

In dieser Phase geht es darum, Ihre Fettdepots noch einmal richtig zu füllen. Ja, Sie haben tatsächlich richtig gelesen! Um dieses Ziel zu erreichen, sind in diesem Zeitraum insbesondere solche Lebensmittel von Bedeutung, die Sie ansonsten eher meiden sollten. Nicht grundlos werden diese Tage als »Schlemmertage« bezeichnet. Sahnetorte, Nüsse, Cheeseburger oder Pommes mit Mayonnaise? Immer rein damit! Auch Steak mit Sauce béarnaise, Spaghetti alla carbonara, Käsefondue, Currywurst oder ein überbackener Auflauf mit dicker Käsekruste sind ausdrücklich e r l a u b t.

Grundsätzlich ist dennoch zu empfehlen, eher mehr fette als süße Speisen zu sich zu nehmen. Wählen Sie daher bei Käse bewusst die Sorten mit hohem Fettanteil oder verwenden Sie Sahne anstatt Milch für Ihren Kaffee. Nüsse und Saaten sind ebenfalls hervorragend geeignet. Wie wäre es zum Feierabend mit einer Dose Cashewkernen? Oder genießen Sie zur Feier der Diät die Königin der

Nüsse, die Macadamia. Auch Erdnüsse in jeder Form sind hervorragend geeignet. Ob zum Knacken in der Schale, geröstet, als Brotaufstrich in Form von Erdnussbutter oder als Soße zu einem Gericht. Hochwertige Fette befinden sich ferner in Avocados, Oliven, Pesto oder anderen Soßen mit hohem Anteil an Olivenöl. Bei Fischen sind insbesondere die fetthaltigen Sorten wie Aal oder Makrele zu nennen. Garnelen in Cocktailsoße oder der etwas schlichtere Sahnehering sind ebenfalls interessante Varianten.

Durch diese Aufladephase werden im wahrsten Sinne des Wortes die Verbindungen zu Ihren Fettdepots noch einmal richtig »geschmiert«. Das Vorhandensein verborgenster Rücklagen sowie die entsprechenden Verbindungen dazu werden Ihrem Körper somit noch einmal sehr deutlich präsent gemacht. Diese frischen Markierungen signalisieren, worauf in Notzeiten als Reserven zurückgegriffen werden kann.

Sie müssen keine Sorge haben, wenn Sie während dieser zwei Tage zunehmen sollten. Dies ist mehr als wahrscheinlich, im Zweifel können dies sogar ein oder zwei Kilo sein. Während der anschließenden Diätphase werden Ihre Speicher über die »frisch ausgetretenen Pfade« sehr schnell wieder entleert.

Die Vorbereitungsphase hat aber auch noch eine andere Funktion. Werden Ihre Speicher nicht im Vorfeld noch einmal befüllt, kann es sein, dass Sie in der anschließenden Diätphase Hunger haben oder Ihre Leistungsfähigkeit sinkt.

Diese zwei *»Ladetage«* haben ferner noch eine psychologische Bedeutung, die nicht zu unterschätzen ist. Während dieser kurzen Periode müssen Sie auf absolut nichts verzichten. Das Beste daran ist, dass Sie nicht ansatzweise ein schlechtes Gewissen zu haben brauchen. Sie schlemmen sozusagen ohne Anflug von Zweifeln oder negativen Gedanken. Es ist ein seltsames Phänomen der Psycho-Logik, dass immer gerade die Dinge einen besonderen Reiz ausüben, die knapp, wertvoll, verboten oder schwierig zu bekommen sind. Dies ist mit Essen im Prinzip nicht anders. Die ersten Tage am prall gefüllten All-you-can-eat-Buffet mögen einem noch wie das Paradies auf Erden vorkommen. Nach einer gewissen Zeit sehnt sich allerdings so manch einer insgeheim nach einem Schmalzbrot und einem einfachen Salat. Dadurch, dass Sie wirklich alles zu sich nehmen können, was Sie wollen, nimmt die Bedeutung von Essen ab.

Von diesem psychologischen Effekt können Sie im Anschluss noch eine Weile zehren, so dass Ihnen die dann strikte Reglementierung Ihrer Nahrung deutlich leichter fallen sollte.

Ein weiterer wichtiger Aspekt ist, dass Sie bereits während Ihrer Vorbereitungstage mit der Einnahme der homöopathischen Tropfen oder Globuli beginnen. Der Grund hierfür ist, dass es etwa zwei Tage dauert, bis das *hCG* seine volle Wirkung entfaltet.

3.2 Phase 2: Die Zeit der eigentlichen Diät

Die nun folgenden 21 Tage sind das Herzstück dieses sehr besonderen Programms. Während dieser Zeit gelten strikte Regeln, die Sie nach Möglichkeit unbedingt einhalten sollten:

- ✓ Tägliche Versorgung mit *hCG* Information, beispielsweise durch die Einnahme homöopathischer *hCG*-Tropfen oder Globuli.
- ✓ Eine strikte Reduzierung der täglichen Kalorienzahl. Die klassische *hCG*-Diät ist dabei auf 500 Kalorien am Tag beschränkt. Mit dieser geringen Energiezufuhr haben Sie den größten Abnehmeffekt. Sie können die Diät aber auch mit einem Tagespensum von 700 oder 800 Kalorien durchführen. Hier ist allerdings zu beachten, dass Sie dann langsamer und in Summe weniger an Gewicht verlieren werden.
- ✓ Konsequente Vermeidung von Fett und Zucker.
- ✓ Meiden Sie auch Kohlenhydrate, insbesondere die »leeren Kohlenhydrate« aus Weißmehl, Nudeln, geschältem Reis, etc.
- ✓ Ziehen Sie eine ergänzende Versorgung mit Vitaminen und Mineralien in Betracht.
- ✓ Sorgen Sie für ausreichend Flüssigkeit. Über den Tag verteilt sollten Sie mindestens 1,5 Liter trinken. Ideal sind kalorienlose Getränke wie Wasser, Kräuter- und Früchtetees.

An dieser Stelle muss noch einmal der Hinweis erfolgen, dass Sie die Diät nur machen sollten, wenn Sie sich gesund und fit fühlen. Wer momentan häufiger kränkelt oder öfters schlapp und antriebsarm ist, sollte den Start der Kur vermutlich besser verschieben. Sobald Sie in Bezug auf Ihren Gesundheitszustand nur ansatzweise unsicher sind, besprechen Sie Ihr Vorhaben mit Ihrem Hausarzt oder Heilpraktiker.

Bezüglich der täglichen Kalorienzufuhr empfehle ich Ihnen, zunächst mit der klassischen Variante von 500 Kalorien pro Tag zu starten. Wenn Sie dies gut vertragen, gibt es keine Veranlassung, die Kalorienzahl zu erhöhen. Zudem werden Sie so die schnellsten und größten Erfolge erzielen.

Die Varianten mit 700 oder 800 Kalorien sind eher Menschen vorbehalten, die während der Diätphase größeren Belastungen ausgesetzt sind, die sich nicht vermeiden lassen. Dies muss nicht automatisch schwere körperliche Arbeit bedeuten. Auch langes Stehen, was bei vielen Berufen unvermeidbar ist, stellt eine nicht zu unterschätzende Belastung für Körper und Kreislauf dar. Dies gilt aber auch für ein permanent klingelndes Telefon oder die Versorgung kleiner Kinder beziehungsweise pflegebedürftiger Angehöriger. Ferner gilt es, die Ausgangsbasis zu berücksichtigen. Für eine Frau mit einem Ausgangsgewicht von 65 kg bietet eine tägliche Zufuhr von 500 Kalorien schon ein respektables Maß an Energieversorgung. Liegt Ihr Gewicht allerdings deutlich im dreistelligen Bereich, wäre eine Reduktion auf 700 oder 800 Kalorien vermutlich schon eine drastische Umstellung Ihrer gewohnten Ernährung. In diesen Fällen wäre es bereits ein großer Erfolg, wenn Sie Ihre erste Kur in etwas abgemilderter Form durchziehen. Ähnliches gilt, wenn Sie generell große Vorbehalte gegenüber vermeintlichen »Radikaldiäten« haben sollten. Lassen Sie es dann einfach etwas gelassener angehen und schauen Sie, wie Sie sich fühlen. Vermutlich werden Sie von dem Erfolg so angetan sein, dass Sie die Kur bei anderer Gelegenheit noch einmal durchführen möchten. Starten Sie einen erneuten Durchlauf dann einfach mit 100 oder 200 Kalorien weniger am Tag.

Aber Achtung: Die Schwelle von 500 Kalorien am Tag sollten Sie nie nennenswert unterschreiten!

Beachten Sie bitte, dass mit deutlich weniger als 500 Kalorien Ihre gewohnte Leistungsfähigkeit nach wenigen Tagen vermutlich nicht mehr aufrechterhalten werden kann. Weiterhin gilt die klare Empfehlung, dass die eigentliche Diätphase nicht länger als 42 Tage (=6 Wochen) am Stück durchgeführt werden sollte. Theoretisch sind auch längere Zeiträume denkbar, dies sollte dann aber unter umfassender Kontrolle eines Arztes oder Heilpraktikers stattfinden.

3.2.1 Vitamine und Nährstoffe

Durch die reduzierte Nahrungszufuhr wird ferner Ihre Versorgung mit Vitaminen, Mineralien und Vitalstoffen eingeschränkt. Um diesen Effekt zu minimieren, sollten Sie daher großen Wert auf hochwertige Zutaten und eine schonende Zubereitung legen. Dennoch muss darauf hingewiesen werden, dass das Anzapfen der Reservedepots für Ihren Körper eine gewisse Belastung darstellt. Speziell für die *hCG*-Diät gibt es mittlerweile verschiedene Nahrungsergänzungsmittel auf dem Markt. Diese mögen nicht grundsätzlich schlecht sein, haben aber eins gemeinsam: sie sind extrem teuer. Preise für eine Tagesration von mehreren Euro sind keine Seltenheit. Die Margen auf diesen »Mittelchen« sind exorbitant hoch, ohne dass diese einen herausragenden Mehrwert bieten. Sie können stattdessen genauso gut auf ein Kombipräparat aus dem Drogeriemarkt oder vom Discounter zurückgreifen. Diese enthalten alle wichtigen Vitamine und Spurenelemente und sind bereits ab etwa 3,50 Euro für 100 Tabletten erhältlich. Wählen Sie im Zweifel ein so genanntes »Depot-Produkt«, bei dem die Inhaltsstoffe nach und nach abgegeben werden. So gewährleisten Sie einen gleichmäßigen Pegel der Versorgung.

Neigen Sie zu innerer Unruhe oder Nervosität, die sich verstärkt, wenn Sie wenig essen? Dann empfehle ich Ihnen, insbesondere auf eine ausreichende Versorgung mit **B-Vitaminen** zu achten. Diese sind nicht nur für die Stoffwechselvorgänge zur Energieversorgung notwendig, sondern darüber hinaus auch fürs Gehirn, die Nerven sowie insbesondere Ihre Stimmung. Hierfür gibt es ebenfalls preiswerte Kombipräparate auf dem Markt. Im Drogeriemarkt sind 60 Kapseln bereits ab etwa 2,50 Euro verfügbar und stellen somit wahrlich keine große Investition dar. Für den Zeitraum der Kur können Sie ein Vitamin-B

Präparat problemlos zusätzlich zum zuvor erwähnten Vitamin-Mineralien-Kombipräparat einnehmen. Vitamine der B-Gruppe sind wasserlöslich und können nur in geringem Maße vom Körper gespeichert werden. Eine Überdosierung mit B-Vitaminen ist somit nahezu unmöglich, da ein Zuviel davon automatisch mit dem Urin ausgeschieden wird.

Bei den so genannten fettlöslichen Vitaminen hingegen ist eine Überversorgung möglich. Die Dosierungen der Vitamine A, D, E und K sollte somit eher gering sein. Für eine dreiwöchige Kur stellen die Mengen in den eingangs empfohlenen Kombipräparaten für Vitamine und Spurenelemente allerdings kein Problem dar.

Nicht nur für die kalte Jahreszeit ist insbesondere noch Vitamin C zu nennen. Dieses ist in entsprechenden Kombipräparaten selbstverständlich ebenfalls enthalten. Dennoch diesbezüglich ein kleiner Tipp. Starten Sie mit einem Glas **warmen** (Leitungs-)wasser in den Tag, in das Sie den Saft einer halben Zitrone gepresst haben. Selbstverständlich können Sie hierfür auch stilles Mineralwasser verwenden, das Sie dann allerdings kurz im Wasserkocher erwärmen sollten. Das Wasser sollte nicht richtig heiß sein oder gar kochen. Eine Temperatur von etwa 40 Grad ist ideal, wobei Sie dies nicht so genau nehmen müssen. Sauer macht nicht nur lustig und wäre von daher schon eine gute Grundlage für einen neuen Tag. Zitronen sind neben sekundären Pflanzenstoffen reich an Vitamin C. Bereits 100 Gramm Zitrone decken mit 50 mg Vitamin C den halben Tagesbedarf dieses Vitamins. In Verbindung mit dem warmen Wasser werden zudem Ihre Verdauung und Ihr Kreislauf auf sanfte Art aktiviert. Wenn Ihnen das Auspressen von Früchten morgens zu aufwendig ist, greifen Sie einfach auf abgefüllten Zitronensaft zurück. Hierbei sollten Sie allerdings darauf achten, dass es sich um Direktsaft handelt. Im Gegensatz zu Säften aus Konzentraten wird Direktsaft frisch und unverfälscht direkt abgefüllt. Bei schonender Verarbeitung bleiben somit Vitamine und andere wertvolle Inhaltsstoffe weitestgehend erhalten. Solche Säfte in Bioqualität gibt es heutzutage für kleines Geld im Supermarkt sowie in vielen Drogeriemärkten. Verwenden Sie einfach einen großen Schuss und passen Sie die Menge Ihrem Geschmack an. In Bezug auf Ihr tägliches Kalorienpensum ist dieser Extra-Kick am Morgen zu vernachlässigen. Je nach individueller Dosierung nehmen Sie hierdurch vermutlich weniger als 10 Kalorien zu sich.

3.2.2 Gewichtsentwicklung während der Diätphase

Mit der *hCG*-Diät werden Sie so schnell und so viel an Gewicht verlieren, wie mit kaum einer anderen bekannten Diät. Dennoch muss ich an dieser Stelle eine kleine Warnung aussprechen. Erwarten Sie bitte nicht, dass die Gewichtsabnahme absolut gleichmäßig erfolgt. Vermutlich werden Sie an den meisten Tagen im Vergleich zum Vortag Gewicht verlieren, keine Frage. Dennoch kann es durchaus passieren, dass es zwischendurch zu einer kleinen Stagnation kommt. Oder noch schlimmer – Ihr Gewicht nimmt auf einmal wieder leicht zu.

Diese kleinen Schwankungen sind in erster Linie auf die Einlagerung von Wasser zurückzuführen. Aber keine Angst, Sie müssen bei der *hCG*-Diät nicht mit sichtbaren Flüssigkeitsansammlungen im Gewebe rechnen, den sogenannten *Ödemen*. Eine Ursache für klassische Ödeme ist Eiweißmangel, der durch die bewusste Versorgung mit Proteinen gerade nicht auftritt. Unser Körper besteht überwiegend aus Flüssigkeit, wovon sich der größte Teil in den Zellen befindet. Aber auch der Raum zwischen den Zellen und das Bindegewebe zwischen Organen sowie die Unterhaut sind mit Flüssigkeit gefüllt. Alles in allem ist es ein überaus komplexes Gebilde, dessen gleichmäßige Versorgung mit Nährstoffen und Energie eine permanent große Herausforderung ist. Schon kleinste Effekte genügen, um hier zu Schwankungen zu führen. Man denke nur an die bekannten »dicken Beine«, wenn gerade ältere Menschen viel gestanden haben. Diese sind nichts anderes als klassische Wassereinlagerungen. Ein erhöhter Druck in den Blutgefäßen, eine erhöhte Durchlässigkeit der Zellwände oder Störungen des Lymphabflusses sind die bekanntesten Ursachen. Im Rahmen der Neuprogrammierung Ihres Stoffwechsels durch die *hCG*-Diät werden auch diese Faktoren mit beeinflusst. Dadurch kommt es automatisch zu kleinen Schwankungen der Flüssigkeitsanteile in den einzelnen Körperregionen.

Oder einfacher ausgedrückt, Ihr Körper ist keine Maschine, die immer gleich reagiert. Es genügt schon, nach einer sportlichen Anstrengung besonders viel zu trinken und Sie werden am nächsten Tag möglicherweise etwas mehr an Gewicht auf die Waage bringen. Einen ähnlichen Effekt können Sie auch haben, wenn Ihr Salzkonsum von Tag zu Tag stark variieren sollte. Wenn Sie sich möglichen Schwankungen Ihres Gewichts nicht komplett ausliefern möchten, können Sie aktiv gegensteuern. Sollte eine Periode der Stagnation oder gar leichten Gewichtszunahme auftreten, kann in Anlehnung an *Dr. Simeons* ein sogenannter **»Apfel-Tag«** eingelegt werden. Wie der Name vermutet, ernährt man sich an einem solchen Tag ausschließlich von Äpfeln, während man gleichzeitig eher wenig trinkt. Die Original-Empfehlung liegt bei 6 großen Äpfeln, die über den Tag verteilt gegessen werden. Dies können Sie ruhig flexibler handhaben und bei Bedarf mehr Äpfel verzehren. Insbesondere dann, wenn Sie Hungergefühle haben, essen Sie einen Apfel. Auf diese Art wird der Körper angeregt, am nächsten Tag eine große Menge Flüssigkeit auszuscheiden, so dass Ihr Gewicht automatisch sinkt. In Bezug auf den Gesamterfolg der Diät ist dies eher unerheblich, der psychologische Effekt ist allerdings nicht zu unterschätzen. Sicherlich werden die meisten Menschen wesentlich motivierter und somit disziplinierter eine Diät verfolgen, wenn Sie kontinuierliche Fortschritte sehen.

An dieser Stelle muss erwähnt werden, dass in Ihrem Hypothalamus möglicherweise gewisse »Gewichtsmarken« abgespeichert sind. Diese »Setting-Points« können mit einschneidenden Erlebnissen in Ihrem Leben verbunden sein aber auch unbewusste Ursachen haben. Traumatische Erfahrungen oder kleinere wie größere Schicksalsschläge spielen in dem Zusammenhang oft eine große Rolle. Vielleicht können Sie sich sogar daran erinnern, dass es in Ihrem Leben solche Gewichtsmarken gab, die längere Zeit weder über- oder unterschritten wurden. Sollte dies bei Ihnen der Fall sein, kann es tatsächlich einige Zeit dauern, bis ein solcher Setting-Point geknackt wird. Hier hilft nur Geduld. Lassen Sie sich davon nicht aus der Fassung bringen und bleiben Sie am Ball. Wenn eine solche hartnäckige Marke einmal deutlich unterschritten wurde, speichert Ihr Körper diese Information ab. Als Lohn Ihrer Ausdauer verliert ein solches Relikt aus Ihrer Vergangenheit im Anschluss dauerhaft an Bedeutung.

3.2.3 Worauf ist bei den Zutaten generell zu achten?

Der besondere Charme dieser Diät besteht in der Einfachheit und der Flexibilität in Bezug auf die erlaubten Nahrungsmittel. Dennoch sollten ein paar Dinge berücksichtigt werden:

- ✓ Nach Möglichkeit sollten Sie bei Obst und Gemüse frische Produkte verwenden, im Idealfall in Bioqualität.
- ✓ Tiefgefrorenes Obst und Gemüse sind ebenfalls eine gute Möglichkeit. Hier sollten Sie allerdings sicherstellen, dass der Inhalt nicht gezuckert, gesalzen oder auf andere Art vorbehandelt wurde.
- ✗ Konserven hingegen sind generell ungeeignet und sollten daher nicht verwendet werden.
- ✗ Trockenfrüchte oder gezuckertes/kandiertes Obst sind ebenfalls tabu.

3.2.4 Einnahme der Tropfen/Globuli

Die Einnahme beginnt mit dem ersten Schlemmertag und sollte unbedingt bis kurz vor Ende der eigentlichen Diätphase fortgesetzt werden. Im Idealfall werden die Tropfen bis zum 19. Diättag eingenommen. Sofern Sie die eigentliche Diätphase (spontan) verlängern, sollte dies natürlich entsprechend angepasst werden. Hier ist zu beachten, dass *hCG* nach der letzten Einnahme noch rund zwei Tage nachwirkt. Daher sollte in den beiden letzten Tagen der Diät keine Einnahme der Tropfen mehr erfolgen.

Grundsätzlich ist bei der Einnahme von Bedeutung, dass eine kontinuierliche Versorgung Ihres Körpers mit *hCG* erfolgt. Aus diesem Grunde sollten die Tropfen nicht in ein oder zwei Portionen eingenommen werden.

Die übliche Empfehlung liegt bei 30 Tropfen/Globuli pro Tag. Hier können Sie gerne variieren, wie Sie diese über den Tag verteilt einnehmen möchten. Günstig sind folgende Dosierungen:

3 mal täglich 10 Tropfen/Globuli (morgens, mittags und abends)

oder

6 mal täglich 5 Tropfen/Globuli

Selbstverständlich kann es sein, dass sich dies mit Ihrem üblichen Tagesablauf nicht so gut verbinden lässt. Ferner ist denkbar, dass sich ein anderer Rhythmus besser auf Ihr Wohlbefinden auswirkt. Probieren Sie in diesen Fällen dann einmal die folgende Variante:

2 mal 10 Tropfen/Globuli (morgens und mittags)

sowie

2 mal 5 Tropfen/Globuli (nachmittags und abends)

Homöopathische Arzneimittel sind generell sehr empfindlich. Daher sollten Sie bei der Einnahme ein paar Dinge beachten. Die Tropfen oder Globuli sollten nie mit Metall in Berührung kommen, da es dann zu chemischen Reaktionen kommen kann. Verwenden Sie daher unbedingt einen Plastiklöffel oder träufeln Sie die Tropfen direkt aus der Pipette auf Ihre Zunge. Stellen Sie sich hierzu gegebenenfalls vor einen Spiegel, um die Tropfen besser zählen zu können. Damit die homöopathischen Informationen von Ihrem Organismus besser aufgenommen werden können, sollten Sie die Tropfen/Globuli vor dem Runterschlucken etwa eine Minute im Mund behalten. Ideal ist unter der Zunge, da so ein intensiver Kontakt mit Ihren Schleimhäuten und Kapillaren besteht, ohne dass der Speichelfluss zu sehr angeregt wird. Weiterhin ist wichtig, dass Sie die Tropfen/Globuli nicht direkt zum Essen einnehmen. Zwischen einer Mahlzeit aber auch einem Getränk sollten daher mindestens 15 Minuten Zeit liegen. Dies gilt sowohl vorher als auch im Anschluss. Auf Grund der teils aggressiven Substanzen in manchen Zahnpasten sollte diese Zeitspanne zum Zähneputzen sogar mindestens 30 Minuten betragen.

3.2.5 Ein typischer Diät-Tag

Ein typischer Diättag könnte im Prinzip folgendermaßen aussehen:

Nach dem Aufstehen

1. Dosis hCG in Form von Tropfen oder Globuli

Stellen Sie sich auf die Waage. Im Idealfall nehmen Sie auch noch die entsprechenden Messungen mit dem Maßband vor. Um Ihre Erfolge sichtbar zu machen und zu protokollieren, sollten Sie die Werte in die Tabelle eintragen.

Frühstück

Trinken Sie eine Tasse Kaffee oder Tee. Verzichten Sie dabei komplett auf Zucker und nach Möglichkeit auf Milch. Greifen Sei bei Bedarf auf die erlaubten Süßungsmittel zurück und achten Sie darauf, maximal einen Teelöffel fettarme Milch am Tag zu sich zu nehmen.

Vormittag

2. Dosis hCG in Form von Tropfen oder Globuli

100 Gramm Obst (insbesondere Apfel, Orange oder eine halbe Grapefruit).
Achten Sie darauf, ausreichend zu trinken.

Mittagessen

3. Dosis hCG in Form von Tropfen oder Globuli

100 Gramm Proteine (Fleisch, Geflügel, Fisch oder Tofu)
Gemüse oder Salat

Nachmittag

4. Dosis hCG in Form von Tropfen oder Globuli

Sofern es mit der Gesamtkalorienzahl des Tages vereinbar ist, können Sie nun einen kleinen **Snack** zu sich nehmen.
Achten Sie weiterhin darauf, viel zu trinken.

Abendessen (nach Möglichkeit nicht nach 19:00 Uhr)
5. *Dosis hCG in Form von Tropfen oder Globuli*
100 Gramm Proteine (Fleisch, Geflügel, Fisch oder Tofu)
Gemüse oder Salat

Vor dem Schlafengehen
6. *Dosis hCG in Form von Tropfen oder Globuli*

3.2.6 Der Snack – Für den kleinen Hunger zwischendurch

Grundsätzlich ist es mit der Diätphase vereinbar, zusätzlich zu den Mahlzeiten noch einmal am Tag einen kleinen Snack zu sich zu nehmen. Dieser Snack ist in erster Linie dafür gedacht, ein mögliches Hungergefühl zwischen zwei Mahlzeiten zu verringern. Diesbezüglich ist allerdings zu beachten, dass dieser Snack dann bereits im Vorfeld für die Kalorienplanung des Tages berücksichtigt wurde. Als Snack bieten sich folgende Lebensmittel an:

- ✓ 1 bis 2 Scheiben Knäckebrot
- ✓ 1 bis 2 Stangen *Grissini*

Für Knäckebrot hat heutzutage fast jeder Supermarkt verschiedene Sorten im Programm. Bei *Grissini*, dem klassischen Appetithäppchen der italienischen Region Piemont, wird es weniger stark abweichende Varianten geben. Üblicherweise werden diese fingerdicken und zumeist etwa 30 Zentimeter langen, dünnen Brotstangen mit einem klassischen Hefeteig aus Hartweizenmehl gebacken. Um Ihren Snack optimal in die Diät einzubauen, sollten Sie beim Einkauf unbedingt auf die Inhaltsangaben achten und ein Produkt mit wenig Kalorien wählen. Bei Knäckebrot werden Sie zudem den größten Sättigungseffekt mit einem möglichst hohen Anteil an Vollkorn und Ballaststoffen haben.

3.2.7 Die Bedeutung von Aminosäuren

Der Vollständigkeit halber noch ein paar Infos zu Aminosäuren, den Bausteinen von Proteinen (Eiweißen). Die folgenden Erläuterungen sind leider etwas wissenschaftlich, sollten aber verdeutlichen, weswegen bei der Diät unbedingt auf eine regelmäßige Versorgung mit Proteinen zu achten ist.

Bisher sind 23 für die Proteinsynthese verwendete Aminosäuren bekannt. Diese bezeichnet man als *proteinogen*. Daneben gibt es noch über 400 nicht für die Proteinsynthese verwendete Aminosäuren mit einer biologischen Funktion. Von den proteinogenen Aminosäuren werden 20 durch so genannte *Codons* des genetischen Materials codiert. Daher bezeichnet man diese als *kanonische Aminosäuren* oder aber als *Standardaminosäuren*. Von diesen werden wiederum 12 vom menschlichen Organismus beziehungsweise durch im Verdauungstrakt lebende Mikroorganismen synthetisiert. Die übrigen 8 kann der Mensch nicht selber herstellen. Diese müssen über die Nahrung zugeführt werden und sind somit essentiell. Daher ist es äußerst wichtig, also im wahrsten Sinne des Wortes essentiell, den Körper damit regelmäßig zu versorgen. Dies geschieht üblicherweise durch die Nahrung. Hier ist allerdings zu beachten, dass gebratene und insbesondere gekochte Nahrung während der Zubereitung einen Teil der wichtigsten Inhaltsstoffe verliert. Dazu gehören nicht nur Vitamine, sondern auch Aminosäuren.

In Bezug auf Aminosäuren ist gelegentlich vom *Master Amino Acid Pattern* die Rede, abgekürzt mit MAP. Was genau hat es damit auf sich? Jahrzehntelang hat sich der Wissenschaftler *Prof. Lucà-Moretti* mit den Aminosäuren-Mustern verschiedener Lebewesen beschäftigt. Hierbei hat er herausgefunden, dass jede Lebensform diesbezüglich ein sehr eigenes, ganz spezifisches Muster hat – auch der Mensch. Damit eine Körperproteinsynthese stattfinden kann, müssen alle 8 essentiellen Aminosäuren gleichzeitig und exakt gemäß der Zusammensetzung des spezifischen Aminosäurenmusters des Organismus vorhanden sein. Unser Organismus kann körpereigenes Protein nur dann optimal aufbauen, wenn die 8 essentiellen Aminosäuren gleichzeitig und im exakt richtigen Verhältnis zueinander vorliegen. Je ungünstiger dieses Verhältnis gegeben ist, umso mehr erhöht sich die Belastung mit Stickstoffabbaugiften (Amoniak), die dann über die Abbauorgane Leber und Niere entsorgt werden müssen. Aus diesem Grunde können Low Carb-Diäten mit hohem Eiweißanteil schnell die Nieren belasten, da in normaler Nahrung dieses Verhältnis der essentiellen Aminosäuren nie optimal ist. Um einer möglichen Nierenschädigung vorzubeugen, ist es daher gerade bei solchen Ernährungsformen unabdingbar, zur intensiven Nierenspülung viel zu trinken.

MAP wird aus gentechnikfreien Hülsenfrüchten gewonnen und liefert als einziges Nahrungsmittel die 8 essentiellen Aminosäuren im optimalen Verhältnis und in einer optimal verwertbaren freien und kristallinen Form. Als einzige Proteinquelle bietet es eine Nettostickstoffverwertung (NNU) von 99%, so dass der Anteil von Stickstoffabfall somit gerade mal 1% beträgt. Bei herkömmlichen Sojaproteinen hingegen liegt der NNU-Wert nur bei 17% und der Anteil an »Abfall« bei 83%. Da MAP keine Spaltenzyme benötigt, steht es dem Körper bereits schon nach 23 Minuten blutfähig zur Verfügung.

Aus diesem Grunde können Sie problemlos die Proteinquelle einer Mahlzeit durch fünf MAP-Presslinge ersetzen. Für die eingesparten Kalorien können Sie dann gerne den Anteil an Gemüse erhöhen. Insbesondere für Vegetarier bietet MAP ebenfalls eine gute Möglichkeit, sich hochwertig mit den essentiellen Aminosäuren zu versorgen. An dieser Stelle noch einmal der deutliche Hinweis, dass eine dauerhafte Unterversorgung mit Proteinen Ihrer Gesundheit schadet und daher definitiv nicht zu empfehlen ist.

In erster Linie ist von großer Bedeutung, dass **ausnahmslos alle** essentiellen Aminosäuren in der benötigten Menge zugeführt werden. Selbstverständlich kann dies auch über die normale Nahrung erfolgen. In diesem Fall sollten Sie jedoch darauf achten, Ihre Proteinquelle häufig zu wechseln. Führen Sie Proteine auf recht einseitige Art zu, droht sehr schnell eine Unterversorgung an einzelnen essentiellen Aminosäuren, die in Ihrem bevorzugten Lebensmittel nur gering oder überhaupt nicht vorhanden sind. Hierbei ist es gleichgültig, ob Sie sich in erster Linie auf Garnelen, Rindersteak, Hühnerfilet oder Tofu beschränken möchten. Jede Einseitigkeit birgt die Gefahr, dass sich bezüglich einzelner Aminosäuren eine Mangelsituation einstellt. Dies kann dann sehr schnell zu Unwohlsein, verminderter Leistungsfähigkeit oder gar körperlichen Beeinträchtigungen führen. Aus diesem Grunde sollten Sie nach Möglichkeit mindestens alle zwei bis drei Tage eine andere Proteinquelle in Ihre Ernährung einbauen.

Fazit: MAP ist ein absolut hochwertiges Nahrungsmittel, aber leider extrem teuer. 120 Presslinge kosten im Internet je nach Anbieter etwa 60 Euro. Das ist ein sehr stolzer Preis und entspricht rund 50 EUR für gerade mal 100 Gramm. Allerdings handelt es sich hierbei um reine Aminosäuren in konzentrierter Form, ohne jegliche Füllstoffe oder ähnliches. Für Menschen ohne Nahrungsmittelunverträglichkeiten, Allergien oder ähnliche Einschränkungen ist eine Verwendung im Prinzip Geschmackssache. Man kann auf MAP zurückgreifen, muss es aber nicht. Für Veganer, Vegetarier oder Menschen, die den Zubereitungsaufwand während der Kur minimieren möchten, ist es hingegen eine interessante Option. Gleiches gilt für engagierte Sportler oder Menschen mit hoher (körperlicher) Belastung. Im Prinzip relativiert sich der Preis auch, wenn man es auf eine Eiweißmahlzeit herunterrechnet. Fünf Presslinge kosten etwa 2,50 EUR. Ein kleines Steak, Hähnchenschnitzel oder ähnliche Proteinquellen einer Mahlzeit werden kaum deutlich billiger sein. Im Zweifel gilt: Probieren geht über Studieren. Wenn 60 EUR keine allzu große Hürde für Sie sein sollten, kaufen Sie eine Packung und testen Sie, wie es Ihnen bekommt. Im günstigsten Fall fühlen Sie sich durch die Einnahme etwas leistungsfähiger und fitter. Auf die zu erwartende Gewichtsabnahme während der Diät sollte eine Verwendung von MAP allerdings keinerlei Einfluss haben.

3.3 Phase 3: Die Stabilisierung

Wie die Bezeichnung vermuten lässt, geht es in den folgenden 21 Tagen in erster Linie darum, Ihr Gewicht zu halten und Ihren Stoffwechsel zu stabilisieren. Eine weitere Gewichtsabnahme ist somit definitiv nicht erstrebenswert. Als weiteres Ziel soll Ihr Körper Schritt für Schritt wieder an eine »normale Ernährung« herangeführt werden.

Als Maßgabe gilt Ihr Gewicht zwei Tage vor Ende der Diätphase, also dem Tag der letzten Einnahme von *hCG* als Tropfen oder Globuli. Dieses Gewicht sollten Sie sich gesondert notieren und immer im Blick haben. Nach Möglichkeit sollte es während der folgenden drei Wochen maximal ein Kilo nach oben oder unten schwanken. Sie sollten somit auf keinen Fall deutlich zunehmen, aber auch nicht weiter abnehmen.

Ohne eine gleichzeitige Niedrigkaloriendiät führt die Verabreichung von *hCG* als Spritze, Tropfen oder Globuli automatisch zu einer Gewichtszunahme. Daher müssen Sie es unbedingt vor dem Ende der eigentlichen Diätphase absetzen. Sie tun sich also definitiv nichts Gutes, wenn Sie die Tropfen/Globuli »möglichst lange« einnehmen.

Beginnen Sie langsam damit, die tägliche Kalorienzahl zu erhöhen. Dies ist wichtig, damit sich Ihr Organismus behutsam an die gesteigerte Nahrungsaufnahme gewöhnen kann. Nur so erzielen Sie eine dauerhafte Umprogrammierung Ihres *Hypothalamus* und damit Ihres Stoffwechsels. Wenn Sie die Diätphase mit 500 Kalorien durchgeführt haben, beginnen Sie die Stabilisierungsphase zunächst mit 800 Kalorien. Diese können Sie dann nach und nach auf 900 und schließlich auf 1 000 Kalorien erhöhen. Wichtig ist, die Kalorienzahl langsam zu steigern. Um Ihren Organismus nicht zu überlasten, sollten Sie anstatt drei große Hauptmahlzeiten eher fünf bis sechs kleinere Mahlzeiten zu sich nehmen. Spüren Sie in sich hinein und nehmen Sie Ihren Körper wahr, wie er auf die gesteigerte Kalorienzahl und den geänderten Essensrhythmus reagiert. Jeder Mensch ist da anders. Passen Sie die Veränderungen Ihrem ganz persönlichen Empfinden an.

In dieser Phase können Sie Ihren Körper nach und nach an Lebensmittel gewöhnen, die Sie in der Zeit der strengen Diät vermieden haben. Hier gilt ebenfalls die klare Empfehlung, behutsam vorzugehen. Legen Sie weiterhin einen Schwerpunkt Ihrer Ernährung auf gesunde und nach Möglichkeit leicht verträgliche Kost. Probieren Sie, ob Sie einige der Rezepte für die Diätphase nach und nach mit anderen Zutaten ein wenig erweitern können. Die Mengenbeschränkungen für die Proteinbestandteile sind aufgehoben, so dass Sie nun auch in dieser Hinsicht die Rezepte etwas flexibler handhaben können. Bei Fleisch und Fisch sollten Sie dennoch weiterhin nach Möglichkeit nur die »zugelassenen« Produkte oder zumindest die fettärmeren Sorten wählen. Achten Sie auf jeden Fall darauf, die Zufuhr an Proteinen auf keinen Fall zu verringern. Wenn Sie nicht weiterhin ein Mindestmaß an Eiweißen zu sich nehmen, besteht die Gefahr von Wassereinlagerungen, die sich nachteilig auf Ihr Gewicht auswirken würden. In dieser Diätphase können Sie dazu übergehen, einen Teil Ihrer Proteinversorgung durch Hülsenfrüchte zu gewährleisten. Insbesondere Erbsen und Linsen zeichnen sich durch einen hohen Eiweißanteil aus. Kichererbsen sind ebenfalls eine sehr zu empfehlende und gesunde Variante. Über Nacht oder im Topf beziehungsweise Schnellkochtopf eingeweicht ergeben getrocknete Hülsenfrüchte ein überaus nahrhaftes Essen. In Bezug auf Vitamine, Nährstoffe und Mineralien ist die selbst eingeweichte Variante vergleichbaren Konservendosen deutlich überlegen. Darüber hinaus schmeckt es einfach wesentlich besser. Getrocknete Erbsen enthalten etwa 23 Prozent Eiweiß, während bei getrockneten Linsen dieser Wert sogar 28 Prozent beträgt. Ein täglicher Verzehr von Fleisch ist somit nicht nötig. Generell sind auch ein bis zwei Fischmahlzeiten pro Woche sehr zu empfehlen.

Weiterhin sollten Sie Zucker unbedingt unverändert komplett aus Ihrer Ernährung streichen. Dies gilt auch für Varianten wie Fruchtzucker, Honig oder Rübenkraut. Auf Lebensmittel mit einem hohen Anteil an leeren Kohlenhydraten sollten Sie ebenfalls in dieser Zeit verzichten. Hierzu zählen insbesondere Weißbrot, Brötchen, Nudeln, geschälter Reis sowie natürlich jede Form von Süßigkeiten. Stark stärkehaltige Nahrungsmittel wie Kartoffeln, Grau- und Mischbrote sind zwar nicht komplett »verboten«, sollten aber nach Möglichkeit weiterhin gemieden werden.

Milchprodukte hingegen können nach und nach wieder in Ihre Ernährung aufgenommen werden. Bei Milch und insbesondere Käse sollten Sie aber zunächst fettarme Varianten wählen. Ebenso sollten Öl und Fett zunächst sparsam eingesetzt werden.

3.3.1 Das Frühstück

Im Rahmen der Stabilisierungsphase gewöhnen Sie Ihren Körper zudem wieder an ein Frühstück. Hier drei Vorschläge, wie ein Start in den Tag nun aussehen könnte:

- ✓ Der Favorit, speziell für die ersten Tage, ist der Verzehr von Eiern in jeder Form, ergänzt um Tomate oder Gurke. Hierbei ist es gleichgültig, ob es sich um Spiegeleier, Rühreier oder gekochte Eier handelt.
  Eine hochwertige Variante besteht aus ein oder zwei hart gekochten Eiern, die Sie nach dem Pellen der Länge nach durchschneiden. Anschließend wird das Eigelb entfernt und entsorgt. Die entstandenen Vertiefungen füllen Sie dann mit Nordseekrabben auf. Das Ergebnis ist eine überaus leckere Quelle hochwertiger Proteine.
- ✓ Bereiten Sie sich einen Haferbrei mit frischen Früchten zu. Diesen können Sie sowohl warm als auch kalt genießen, wobei ich Ihnen empfehlen würde, auch die warme Variante einmal auszuprobieren.
- ✓ Frühstücken Sie ein oder zwei Scheiben Vollkornbrot, belegt mit magerem gekochten Schinken, Geflügelwurst oder einem nicht allzu fettreichen Käse.

In kalter Form können Sie sich aus Haferflocken ein klassisches Müsli mit fettarmer Milch oder fettarmen Joghurt zubereiten. Sojamilch ist ebenfalls gut geeignet. Bei der Verwendung von Hafer ist es grundsätzlich Geschmackssache, ob Sie Haferflocken als Großblatt, Kleinblatt oder als Kleie verwenden. Anstatt frischer Früchte können Sie eine Portion ungezuckertes Obst aus der Tiefkühltruhe verwenden, die Sie am Vorabend zum schonenden Auftauen in den Kühlschrank gestellt haben.

Für die Zubereitung eines warmen Breis, dem klassischen *Porridge*, geben Sie die Flocken einfach mit etwas Wasser und gegebenenfalls einem kleinen Schuss Sahne oder Soja-Sahne in einen Topf und lassen Sie es einmal aufkochen. Fertig. Je nach Geschmack können Sie den Brei noch mit den empfohlenen Süßungsmitteln ein wenig verfeinern. Durch die Verwendung von Zimt können Sie das Ergebnis ebenfalls geschmacklich abrunden. Die Zugabe von etwas

Leinöl wertet dieses absolute Power-Frühstück noch weiter auf, da es besonders reich an Omega-3-Fettsäuren und Alpha-Linolensäure ist.

Hafer liefert mehr Eiweiß, Kalzium, Vitamin B1 und B6 als jede andere Getreideart. Weiterhin enthält er reichlich ungesättigte Fettsäuren, dazu viele Mineralstoffe und Spurenelemente wie Eisen, Zink oder Mangan. Wegen ihres Reichtums an wertvollen Inhaltsstoffen und weil sie lange satt halten, sind Haferflocken nicht grundlos ein beliebtes Frühstück bei engagierten Sportlern und Top-Athleten. Darüber hinaus ist Hafer reich an Ballaststoffen und bringt somit Ihren Darm wieder auf Trab. Für Männer mag noch von Interesse sein, dass Hafer nachweislich den Testosteronspiegel erhöht, was sich positiv auf Libido und Muskelaufbau auswirkt.

3.3.2 Korrekturtage bei Gewichtszunahme

Behalten Sie während der Stabilisierungsphase unbedingt Ihr Gewicht im Auge. In diesem Zeitraum sollte Ihr Gewicht im Vergleich zum Ende der Diätphase nur um maximal ein Kilo zunehmen. Sobald Sie feststellen, dass diese Grenze überschritten wurde, sollten Sie umgehend reagieren!

Keinesfalls sollten Sie mit einer Reaktion noch ein oder zwei Tage warten, da es mit zunehmender Zeit immer schwieriger wird, auf das alte Gewicht zurückzukommen. Eine Stabilisierung Ihres neu programmierten Stoffwechsels wird durch Zögern gleichfalls erschwert. Handeln Sie daher sofort und legen Sie einen sogenannten **»Steak-Tag«** ein. Wie der Name vermuten lässt, wird die Nahrungszufuhr an diesem Tag stark eingeschränkt. Lediglich ein mageres Steak steht auf dem Programm. Da dies tatsächlich alles ist, was Sie essen werden, können Sie ruhigen Gewissens ein größeres Stück Fleisch wählen. Bei Bedarf können Sie Ihr Steak noch um eine Tomate oder einen Apfel ergänzen. Da Sie an dem Tag bewusst nur sehr wenig Nahrung zuführen, sollten Sie deutlich mehr als sonst trinken. Gemäß der klassischen Kur nach *Dr. Simeons* lässt man Frühstück und Mittagessen komplett ausfallen, so dass erst abends etwas gegessen wird. Zahlreiche Teilnehmer der Diät haben allerdings ebenfalls profitiert, wenn Sie das Steak über den Tag verteilt in kleinen Portionen gegessen haben. Auf diese Art konnten Sie Hungergefühlen vorbeugen und es fiel Ihnen leichter, bis abends Ihre Leistungsfähigkeit sowie Ihre Laune aufrecht zu erhalten. Wie auch sonst, gilt hier die Empfehlung: Probieren Sie es aus!

4. Wie ernähre ich mich während der Diät?

Wie erwähnt, können Sie auf eine recht große Anzahl an Nahrungsmitteln zurückgreifen. Einer abwechslungsreichen Ernährung sollte somit nichts im Wege stehen. In der folgenden Übersicht werden Sie sicherlich viele Zutaten finden, die Ihnen schmecken.

An dieser Stelle noch einmal der Hinweis, dass Sie ausschließlich die als klar empfohlen aufgeführten Lebensmittel essen sollten. Während der anschließenden Stabilisierungsphase können Sie damit anfangen, nach und nach auch andere Speisen wieder in Ihre Ernährung einzubauen.

Die angegebenen Kalorienangaben beziehen sich auf je 100 Gramm.

4.1 Proteine

Gemäß der Originaldiät nach *Dr. Simeons* sind folgende Produkte geeignet:

Rindfleisch

- ✓ Filet (107 kcal)
- ✓ Mageres Steak (130 kcal)
- ✓ Tartar (113 kcal)
- ✓ Roastbeef (107 kcal)

Kalbfleisch

- ✓ Filet (111 kcal)
- ✓ Schnitzel (112 kcal)

Geflügel

- ✓ Hühnerbrust (110 kcal)
- ✓ Putenbrust (106 kcal))
- ✓ Putenschnitzel (105 kcal)

Weißer, fettarmer Fisch

- ✓ Dorade (127 kcal)
- ✓ Hecht (93 kcal)
- ✓ Heilbutt (112 kcal)
- ✓ Kabeljau (90 kcal)
- ✓ Seezunge (117 kcal)

Meeresfrüchte

- ✓ Hummer (88 kcal)
- ✓ Muscheln (67 kcal)
- ✓ Scampi (84 kcal), Garnelen (102 kcal), Krabben (91 kcal)
- ✓ Tintenfischringe (92 kcal)

Ebenfalls geeignet gemäß neuerer Erkenntnisse

- ✓ Schweinfilet (116 kcal)
- ✓ Mageres Schweineschnitzel (111 kcal)
- ✓ Eier, mittlere Größe (65 kcal *je Stück*)
- ✓ Hüttenkäse, 1% fettarm (73 kcal))

- ✓ Quark, fettarm (72 kcal)
- ✓ Joghurt, fettarm (57 kcal)
- ✓ Thunfisch frisch (103 kcal)
- ✓ Thunfisch in Dose – in Wasser, nicht in Öl! (111 kcal)
- ✓ Tofu (130 kcal)
- ✓ Lopino (156 kcal)
- ✓ Seeteufel (76 kcal)
- ✓ Jakobsmuscheln (88 kcal)

Folgende Nahrungsmittel sind für die eigentliche Diät-Phase definitiv <u>ungeeignet</u>

- × Schweinefleisch in jeder anderen Form
- × Wurst/Schinken/Käse
- × Fettreicher Fisch (z.B. Aal, Hering, Lachs, Makrele)
- × Fisch in Öl eingelegt oder geräuchert
- × Fettes Geflügel wie Gans oder Ente
- × Lammfleisch
- × Milchprodukte, die nicht fettreduziert sind

4.2 Gemüse und Salate

Gemäß der Originaldiät nach *Dr. Simeons* sind folgende Produkte geeignet:

Gemüse

- ✓ Chicorée (18 kcal)
- ✓ Chinakohl (14 kcal)

- ✓ Fenchel (25 kcal)
- ✓ Frühlingszwiebel (30 kcal)
- ✓ Paprikaschote (21 kcal)
- ✓ Radieschen (15 kcal)
- ✓ Rotkohl (23 kcal)
- ✓ Salatgurke (12 kcal)
- ✓ Spargel; weiß und grün (20 kcal)
- ✓ Spinat (17 kcal)
- ✓ Stangensellerie (17 kcal)
- ✓ Tomaten; Ausnahme Cocktailtomaten (17 kcal)
- ✓ Weißkohl (25 kcal)
- ✓ Zwiebeln (27 kcal)

Salate

- ✓ Eisbergsalat (14 kcal)
- ✓ Endivie (12 kcal)
- ✓ Kopfsalat (12 kcal)
- ✓ Mangold (25 kcal)
- ✓ Rucola (27 kcal)

Ebenfalls geeignet gemäß neuerer Erkenntnisse

- ✓ Aubergine (17 kcal)
- ✓ Blumenkohl (21 kcal)
- ✓ Grüne Bohnen (22 kcal)
- ✓ Grünkohl (49 kcal)
- ✓ Lauch (61 kcal)
- ✓ Knollensellerie (40 kcal)

- ✓ Kohlrabi (36 kcal)
- ✓ Pak Choi (14 kcal)
- ✓ Petersilienwurzel (37 kcal)
- ✓ Pilze wie Austernpilz, Champignon oder Shiitake (11-20 kcal)
- ✓ Rosenkohl (36 kcal)
- ✓ Wirsing (32 kcal)
- ✓ Zucchini (17 kcal)

Folgende Nahrungsmittel sind für die eigentliche Diät-Phase definitiv <u>ungeeignet</u>

- × Avocado (160 kcal)
- × Hülsenfrüchte (Bohnen, Erbsen, Linsen)
- × Kartoffel (77 kcal)
- × Mais (roh: 89 kcal, Dose: 80 kcal, getrocknet für Popcorn: 331 kcal)
- × Möhre (41 kcal)

4.3 Früchte

Gemäß der Originaldiät nach *Dr. Simeons* sind folgende Obstsorten geeignet (alle Kalorienangaben für Frischobst):

- ✓ Apfel; nach Möglichkeit sauer (52 kcal je 100 g)
- ✓ Erdbeere (43 kcal)
- ✓ Grapefruit (31 kcal je 100 g)
- ✓ Orange (50 kcal je 100 g)

Ebenfalls geeignet gemäß neuerer Erkenntnisse

- ✓ Heidelbeere (39 kcal)
- ✓ Papaya (39 kcal)
- ✓ Rhabarber (17 kcal)
- ✓ Rote Johannesbeere (36 kcal)

Folgende Früchte sind für die eigentliche Diät-Phase definitiv ungeeignet

- ✗ Ananas (50 kcal)
- ✗ Banane (89 kcal)
- ✗ Weintraube (67 kcal)
- ✗ Kirsche (sauer: 58 kcal; süß: 64 kcal)
- ✗ Pfirsich (39 kcal)
- ✗ Aprikose (42 kcal)
- ✗ Birne (57 kcal)

4.4 Gewürze

Greifen Sie zum Würzen nach Möglichkeit auf frische Kräuter zurück. Gefriergetrocknete Kräuter sind ebenfalls hervorragend geeignet. Im Prinzip können Sie alle pulversierten Gewürze aus Ihrem Küchenschrank verwenden. Selbstverständlich haben auch Gewürze eine gewisse Anzahl an Kalorien. Diese ist in Bezug auf die üblicherweise verwendete Menge allerdings so gering, dass Sie diese ruhigen Gewissens unberücksichtigt lassen können.

Scharfe Gewürze und insbesondere Chili können Ihren Stoffwechsel durchaus ankurbeln und die Diät somit unterstützen. Dennoch möchte ich Sie dazu anregen, die Diätphase für ein kleines Experiment zu verwenden. Sammeln Sie einmal Erfahrungen mit einem sparsamen Einsatz von Gewürzen. Ferner der

Vorschlag, sich bei jedem Gericht auf sehr wenige Gewürze und Kräuter zu beschränken. Als Ergebnis werden Sie feststellen, dass der Geschmack der einzelnen Zutaten somit wesentlich klarer und intensiver zur Geltung kommt.

Gerade industriell bearbeitete Gerichte schmecken oft in erster Linie nach den verwendeten Geschmacks- und Aromastoffen. So wird sehr schnell überdeckt, was für ein minderwertiges Zeug man da eigentlich gerade zu sich nimmt. Aber auch bei hochwertigen Zutaten besteht durch einen großzügigen Umgang mit Gewürzen schnell die Gefahr, dass in erster Linie die Gewürze geschmeckt werden. Dies ist insbesondere bei extremer Schärfe der Fall. Das Gericht schmeckt dann einfach nur noch »scharf«, aber nach nichts anderem mehr. Durch häufigen Verzehr von extrem scharfen Speisen werden Ihre Geschmacksnerven ferner dauerhaft geradezu betäubt und abgestumpft.

Verwenden Sie daher einmal Gewürze bewusst sehr zurückhaltend, um den Eigengeschmack der Zutaten zu unterstreichen oder dezent zu betonen. Schon nach wenigen Tagen werden Sie feststellen, dass Ihr Geschmackssinn deutlich sensibler geworden ist und Sie zunehmend feinere Nuancen erschmecken können. Dies kann ein interessanter Ansatz sein, um auch künftig Essen auf etwas bewusstere Art wahrzunehmen und vor allem intensiver zu schmecken. Eine solche Sensibilisierung hat zumeist häufig den charmanten Nebeneffekt, dass Ihnen »denaturierte Industriepampe« auf einmal gar nicht mehr schmeckt. Im Idealfall ziehen Sie dann tatsächlich irgendwann den knackigen Apfel der Portion Chips oder dem Zuckerkuchen aus der Großbäckerei vor. Nicht, weil Sie sich gerade im Rahmen einer Diät in maximaler Selbstdisziplin üben, sondern weil Sie es wollen. Und weil Ihnen der Apfel in dem Moment einfach besser schmeckt.

4.5 Zubereitung ohne Fett

Die Verwendung von Öl und Fett ist während der eigentlichen Diät absolut tabu und sollte auch im Rahmen der Stabilisierungsphase noch strikt minimiert werden. Für die Zubereitung Ihrer Gerichte und insbesondere das Anbraten von

Fleisch haben Sie dennoch verschiedene Möglichkeiten.

Insbesondere beschichtete Pfannen sind hierfür gut geeignet. Mit einer hochwertigen Beschichtung aus Teflon oder Keramik kann problemlos auf die Zugabe von Öl verzichtet werden. Probieren Sie stattdessen einmal das Anbraten unter Verwendung von ein, zwei oder drei Esslöffeln Wasser. So erhalten Sie zudem noch einen intensiv schmeckenden Sud, den Sie im Anschluss hervorragend verwerten können. Wenn Sie Ihr Bratgut auf dem Teller damit begießen, wird es beim Verzehr deutlich saftiger. Sie können aber auch Ihre Gemüse in diesem Sud schwenken, damit es mit den Aromen des Fleisches angereichert wird.

Oder probieren Sie einmal die Zubereitung im Ofen in einer Auflaufform. Hierbei können Sie beispielsweise ein wenig Brühe verwenden. Diese sorgt dafür, dass die Lebensmittel nicht austrocknen und gibt zudem ein leckeres Aroma.

Ein Bratschlauch oder ein Römertopf sind ebenfall interessante Varianten, Fleisch, Fisch und Geflügel absolut fettfrei zuzubereiten. Gemüse können Sie generell mit ein wenig Wasser in einem normalen Topf dünsten. Besonders schonend wird das Ergebnis im Schnellkochtopf oder mit einem Einsatz zum Dampfgaren. Auf diese Art bleiben zudem wertvolle Vitamine und Nährstoffe weitestgehend erhalten.

4.6 Süße Versuchungen: Zucker & mögliche Alternativen

Der süße Stoff wird nicht grundlos bei vielen Ernährungskonzepten geradezu verteufelt und gilt als DAS Sinnbild von inhaltsleeren Kalorien. Zucker liefert immerhin 400 Kalorien pro 100 Gramm, enthält aber keinerlei Vitamine, Mineral- oder Ballaststoffe. Nicht grundlos wird die Weltgesundheitsorganisation WHO 2014 empfohlen haben, nur maximal 5 Prozent der täglichen Kalorien aus Zucker zu beziehen. Dies entspricht einer Halbierung der bisherigen Empfehlung von 10 Prozent. Tatsächlich nehmen die meisten Menschen in den westlichen Industrienationen allerdings rund 15-20 Prozent ihrer Kalorien in Form von Zucker zu sich. Bei einem von zehn Amerikanern liegt dieser Wert sogar über 25 Prozent.

Zucker macht auf Grund seines hohen Kaloriengehalts nicht nur dick und fördert Karies, ein hoher Zuckerkonsum erhöht auch nachweislich das Risiko für tödliche Herzerkrankungen. Zucker steht ferner im Verdacht, zu erhöhtem Blutdruck zu führen. Darüber hinaus soll ein hoher Zuckerkonsum das Risiko steigern, an Krebs, Alzheimer, Osteoporose, Arthrose und anderen unschönen Zivilisationskrankheiten zu erkranken. Sehr deutlich hat dies *Prof. Laura Schmidt*, die Expertin für Gesundheitspolitik an der *University of California*, Anfang 2014 im Vorwort einer entsprechenden Studie formuliert: *»Zu viel Zucker macht uns nicht nur fett, er kann uns auch krank machen.“*

Wie erwähnt, ist die Verwendung von klassischem Zucker im Rahmen der Diät absolut tabu. Dies ist für viele Menschen möglicherweise ein Problem, da Süßigkeiten und Süßspeisen oft eine hohe Anziehung haben. Hier geht es ernährungsphyisologisch nicht nur um den reinen Geschmack. Zucker ist der wesentliche Energielieferant für den menschlichen Körper sowie das Gehirn. Ohne Zucker, genauer Traubenzucker (Glukose) läuft im wahrsten Sinne des Wortes gar nix. Süßes gilt nicht grundlos als Nervennahrung. Schließlich gelangt er sehr schnell über den Darm ins Blut und von dort direkt ins Gehirn. Im Rahmen dieser extrem fixen Verarbeitung steigt der Insulinspiegel schnell und rapide an.

Wie ist das mit dem strikten Verzicht auf Zucker während der Diät zu vereinbaren? Keine Angst, Ihrem Motor wird nicht der Treibstoff ausgehen. Allerdings ist Ihr Körper nun gezwungen, Teile Ihrer Nahrung aufzuspalten, um daraus Zucker zu gewinnen. Die in nahezu allen Lebensmitteln enthaltene Stärke besteht aus einer Kette von Glukose-Bausteinen, die im Darm erst gespalten werden müssen, um den benötigten Brennstoff zu erhalten. Ihr Organismus ist sogar in der Lage, Fette und Eiweiße in Energie umzuwandeln. Dies gelingt allerdings nur über Umwege und benötigt somit eine gewisse Zeit. Den gerade beschriebenen Verfahren ist zudem gemeinsam, dass ein beachtliches Maß an Energie eingesetzt werden muss, um den dringend benötigten Zucker herzustellen. Allein durch den Verzicht auf Zucker kommt Ihr

Stoffwechsel somit richtig auf Trab und verbrennt im Rahmen der Verdauung und Verwertung deutlich mehr Kalorien, als dies mit einem gleichzeitigen Verzehr von Zucker geschehen würde.

Aber seien Sie unbesorgt. Sie müssen sich somit nicht gleich im wahrsten Sinne des Wortes auf bittere Zeiten einstellen. Von den durch die Lebensmittelindustrie häufig eingesetzten Süßungsmitteln wie *Aspartam*, *Cyclamat* oder *Saccharin* sollten Sie allerdings komplett die Finger lassen. Diese chemischen Stoffe haben zwar nur wenige Kalorien, regen aber dafür nachgewiesenermaßen den Appetit an und haben noch andere recht unschöne Nebenwirkungen. Im Rahmen einer Umprogrammierung Ihres Stoffwechsels sind sie definitiv nicht hilfreich und sollten daher während der Diät strikt gemieden werden.

Um auf eine gewisse Süße nicht verzichten zu müssen, stehen folgende sinnvolle Alternativen zur Auswahl:

4.6.1 Erythritol

Genau genommen handelt es sich hierbei um das in der Natur vorkommende *Erythrit*. Dieser Stoff kann hervorragend als Zuckeraustauschstoff verwendet werden, auch wenn er chemisch betrachtet zu den Zuckeralkoholen gehört. Der besondere Vorteil gegenüber anderen Zuckeralkoholen besteht darin, dass es nicht über den Darm ausgeschieden wird. Stattdessen werden bereits 90 Prozent über den Dünndarm aufgenommen und anschließend über die Nieren entsorgt. Hierdurch sind die sonst bei Zuckeralkoholen wie *Sorbit, Maltit, Lactit* oder *Isomalt* häufig zu beobachtenden Nebenwirkungen wie Blähungen oder Durchfall stark vermindert.

Dieser süß schmeckende Stoff verfügt etwa über 70 bis 80 Prozent der Süßwirkung von klassischem Zucker, ohne dessen negative Eigenschaften zu besitzen. Er beugt Karies vor, ist ähnlich wie ein Vitamin antioxidativ wirksam und mit 0,24 kcal je Gramm quasi kalorienfrei. Verschiedene internationale Studien haben zudem belegt, dass eine Verwendung als Nahrungsmittel für den menschlichen Verzehr absolut unbedenklich ist. Im Gegensatz zu synthetisch hergestellten Süßstoffen wie *Aspartam*, *Acesulfam K* oder *Saccharin* stellt es für den Organismus keinen, möglicherweise schädlichen, Fremdstoff dar.

Erythritol ist, was die Verwendung angeht, herkömmlichem Haushaltszucker sehr ähnlich. Es sieht aus wie Zucker, kann ähnlich wie Zucker verarbeitet werden und schmeckt nahezu wie Zucker. Beim Kochen und Backen ist somit im Prinzip keinerlei »Umgewöhnung« erforderlich.

Ein weiterer wesentlicher Vorteil besteht darin, dass es den Blutzuckerspiegel nicht erhöht, so dass es auch für Diabetiker hervorragend geeignet ist. Gerade der Umstand, dass es vom Körper nicht in Energie umgewandelt wird, macht es für die Zeit während und auch nach der Diät so geeignet.

Erythrit wird von verschiedenen Unternehmen am Markt angeboten und ist unter folgenden Handelsnamen erhältlich:

Erylite (D), Sukrin (D), Erythritol (D), Neue Süsse (D), Serapur (D), Sucolin (D, AT), Xucker Light (D, AT), sweetERY (D), Next Zucker Extra leicht (AT), Einser zum Süßen (AT), Eryfly (D, AT), Wiezucker Diät (D, F)

Im Internet ist der süße Stoff ab etwa 10 Euro je Kilo zu haben. Dies ist deutlich teurer als normaler Zucker, keine Frage. Allerdings sollten Sie in Betracht ziehen, wie lange bei Ihnen ein Paket Zucker üblicherweise vorhält. Wenn Sie nicht regelmäßig backen oder Gäste mit süßem Nachtisch verwöhnen, sind dies vermutlich mehrere Monate. Da sich die Gesamtkosten Ihrer Ernährung hierdurch nicht nennenswert erhöhen, sollte die klar vorhandene Preisdifferenz meines Erachtens kein entscheidendes Argument gegen eine Verwendung sein.

Trotz im Allgemeinen guter Verträglichkeit kann es bei Menschen mit Reizdarm vorkommen, dass sie *Erythrit* nicht vertragen. In diesem Fall sollten Sie selbstverständlich darauf verzichten und eine Alternative wählen.

4.6.2 Stevia

Stevia ist ein völlig natürliches Süßungsmittel, das aus der in Südamerika beheimateten Pflanze *Stevia rebaudiana* gewonnen wird und als unbedenklich gilt. Die Pflanze, die auch »Süßkraut« oder »Honigkraut« genannt wird, gab dem Produkt ihren Namen. Seit der Zulassung in der EU im Jahre 2011 ist Stevia in nahezu jedem größeren Super- oder Drogeriemarkt zu überschaubaren Preisen erhältlich. Besonders praktisch in der Verwendung sind Süßstofftabletten aus Stevia. Eine Tablette entspricht dabei von der Süßung einem Teelöffel Zucker bei gerade mal 0,05 Kalorien.

Stevia ist als Pulver oder als flüssiges Extrakt erhältlich. In dieser Form ist reines Stevia mit Kilopreisen von über 100 Euro allerdings vermeintlich sehr teuer. Dafür hat es eine rund 300-mal (!!!) so große Süßkraft wie klassischer Zucker. Im Verbrauch ist es somit deutlich sparsamer, da für die gleiche Süßung erheblich weniger an Stevia benötigt wird. Vor diesem Hintergrund machen Verpackungsgrößen von 100 Gramm beziehungsweise 100 ml durchaus Sinn. Rechnet man es auf die Süßkraft von einem Kilo Zucker um, kostet die hierfür benötigte Portion Stevia gerade mal 33 Cent. Um es in großen Verpackungseinheiten optisch preiswerter zu machen, wird es manchmal auch als *»Stevia Zucker«* oder in ähnlicher Formulierung angeboten. Dies ist dann aber nichts anderes als eine Mischung aus Stevia und klassischem Zucker. *»Stevia Streusüße«* oder ähnliche Bezeichnungen lassen ebenfalls auf Mischungen mit anderen Süßstoffen schließen. Werfen Sie im Zweifel einen sorgfältigen Blick auf die Zutatenliste. Taucht bei den Inhaltsstoffen normaler Zucker, Traubenzucker, Fruktose oder Glukose auf, sollten Sie das Produkt unbedingt im Regal stehen lassen. Mischungen mit *Erythrit* sind im Prinzip unbedenklich, allerdings können Sie dann gleich die Reinform davon verwenden.

Weiterhin ist zu erwähnen, dass Stevia einen leichten Nachgeschmack in Richtung Lakritze hat, was möglicherweise nicht jedermanns Sache ist.

4.6.3 Xylitol (»Birkenzucker«)

Bei *Xylitol* oder auch *Xylit* handelt es sich um einen natürlichen Zuckeralkohol, der sich in vielen Gemüsesorten und Früchten sowie in der Rinde bestimmter Holzarten befindet. Insbesondere Birkenrinde weist einen relativ hohen Anteil auf, weswegen der Stoff häufig auch als *Birkenzucker* bezeichnet wird. Bezogen auf die Trockenmasse des jeweiligen Ausgangsstoffes ist der Anteil allerdings recht klein, meist unter einem Prozent. Ferner ist die industrielle Herstellung recht aufwendig, was es zu einem recht teuren Zuckeraustauschstoff macht. Ein Kilo kostet im Internet ebenfalls ab etwa 10 Euro.

Abgesehen von seiner Süße verfügt Xylitol noch über eine andere sehr bemerkenswerte Eigenschaft, die in verschiedenen klinischen Studien nachgewiesen wurden. Im völligen Gegensatz zu normalem Zucker ist es kariostatisch und behindert die Ausbreitung von Karies. Durch regelmäßigen Verzehr kann die Population von Kariesbakterien im Mundraum um bis zu 90 Prozent gesenkt werden. Aus diesem Grund wird Xylitol häufig in speziellen Zahnpflegekaugummis eingesetzt.

Der Verzehr gilt gemäß der Weltgesundheitsorganisation *WHO* als völlig unbedenklich.

Die Anwendung ist extrem einfach und entspricht in Bezug auf Süße und Dosierung normalem Zucker. Für Rezepte ist somit keinerlei lästige Umrechnung erforderlich. Ferner hat es keinen ungewohnten Nachgeschmack.

Allerdings hat *Xylit* mit 2,4 kcal je Gramm immer noch rund 60 Prozent der Kalorien von normalem Zucker. Dies ist zwar deutlich weniger und insbesondere der positive Effekt für die Zähne spricht für seine Verwendung. Auf Grund der immer noch recht hohen Kalorienzahl (10-mal so hoch wie *Erytrhitol*!) und der Art der Verstoffwechselung ist er für die eigentliche 21-tägige Diätphase allerdings **tabu**. Während der anschließenden Stabilisierungsphase sowie im Nachhinein können Sie gerne darauf zurückgreifen.

4.6.4 Agavendicksaft

Diese natürliche Süßung ist ab der Stabilisierungsphase ebenfalls noch eine interessante Variante. Agavensirup ist ein Süßungsmittel, das auf Basis verschiedener Arten der Agave zumeist in Mexico produziert wird. Es ist süßer als Honig und zumeist weniger dickflüssig. Das Produkt besteht hauptsächlich aus Fruktose und Glukose, wobei der Anteil an Fruktose überwiegt. Unter allen verfügbaren klassischen Süßungsmitteln hat es mit den niedrigsten glykämischen Index und wirkt sich daher nur minimal auf den Blutzuckerspiegel aus. In Rezepten wird es oft als Ersatz für Zucker oder Honig benutzt. Insbesondere Veganer verwenden Agavendicksaft zudem gerne als Ersatz für Honig, beispielsweise als Brotaufstrich oder zum Süßen von Tee. Je nach Farbintensität hat es einen mehr oder weniger intensiven Geschmack. Durchsichtiger Sirup hat eine recht neutrale Süße, die mit zunehmender Dunkelfärbung immer mehr in Richtung Karamell geht. Somit kann je nach Gericht und Verwendung ein anderer Sirup besser geeignet sein.

Der Stoff enthält knapp 80 Prozent der Kalorien von normalem Zucker, da er hauptsächlich aus klassischen Zuckerstoffen besteht. Der Kilopreis für Bioware beginnt, wie bei einigen anderen Zucker-Alternativen ebenfalls, ab etwa 10 Euro.

Fazit: Im Zweifel ist Agavendicksaft normalem Zucker vorzuziehen, insbesondere wegen der geringen Auswirkungen auf den Blutzuckerspiegel. Ferner kann es Gerichten eine gewisse karamellartige Geschmacksnote verleihen, die manch einer als angenehm, interessant oder lecker empfinden wird. Wegen der relativ hohen Kalorienanzahl ist es allerdings **definitiv erst nach der eigentlichen Diätphase geeignet.**

5. Rezepte – was kommt auf den Tisch?

Maßgeblich für die Ernährung im Rahmen der *hCG*-Diät ist die Liste der erlaubten Zutaten unter Berücksichtigung der maximalen Kaloriengrenze pro Tag. Ihrer Fantasie sind somit keinerlei Grenzen gesetzt. Sie können daraus sowohl Ihnen bekannte Gerichte zubereiten, als auch völlig neue Kombinationen ausprobieren. Im Folgenden gebe ich Ihnen eine kleine Übersicht überaus schmackhafter Rezepte, die sich mit relativ wenig Aufwand nachkochen lassen.

Tipp: Auf Grund seiner vielseitigen Verwendbarkeit sollten Sie für einen kleinen Vorrat an besonders magerem Rinderhackfleisch sorgen. Abgepacktes Hackfleisch hat immer einen gewissen Fettanteil, der üblicherweise absichtlich beigemischt wird. Gehen Sie daher zu einer Metzgerei und lassen sich dort ein paar besonders magere Stücke frisch durch den Fleischwolf drehen. Da Hackfleisch nur sehr begrenzt haltbar ist, sollten Sie es zu Hause umgehend portionieren. In Einheiten von 100 Gramm (abgewogen!) können Sie dies nun einfrieren, so dass Sie es im Anschluss für eine Vielzahl von Gerichten schnell und unproblematisch zur Hand haben.

5.1 Salate und kalorienarme Salatdressings

Wenn es um eine gesunde Ernährung geht, kommt man um den Salat im Prinzip nicht herum. Die meisten Salate haben extrem wenige Kalorien, machen satt und liefern dazu noch wertvolle Pflanzenstoffe. Dies macht sie zu einem hervorragenden Bestandteil für eine Mahlzeit.

Betrachten wir als Beispiel einen grünen Kopfsalat: Dieser enthält pro 100 Gramm ganze 95 Gramm Wasser und liefert dabei gerade mal 12 Kalorien. Unter diesen Voraussetzungen müsste man annehmen, dass man das Grünzeug gleich kiloweise in sich reinschaufeln müsste, um ansatzweise satt zu werden. Dem ist allerdings nicht so. Dem Gehirn wird bereits durch das große Volumen signalisiert, dass nun ein riesiger Berg an Nahrung kommt. Allein dadurch entsteht trotz der geringen Kalorienzahl bereits ein Sättigungseffekt. Unter anderem aus diesem Grund sind Salate fester Bestandteil vieler Diäten.

Abgesehen vom Sättigungseffekt versorgt Salat den Körper mit reichlich sekundären Pflanzenstoffen wie etwa *Carotinoiden*, *Flavonoiden*, *Phytosterinen* oder *Polyphenolen*, die Herz-Kreislauf-Erkrankungen vorbeugen. Die Erforschung der sekundären Pflanzenstoffe ist zwar ein recht neues Feld in der Wissenschaft, dennoch gilt bereits jetzt als definitiv gesichert, dass diese Sekundärverbindungen unsere Gesundheit positiv beeinflussen und etwa vor Arteriosklerose und Bluthochdruck schützen. Darüber hinaus konnte in einer Studie bestätigt werden, dass Salat auf Grund seiner antioxidativen Eigenschaften freie Radikale im Blut binden kann.

Diese Gründe sprechen ganz klar für einen häufigen und nach Möglichkeit regelmäßigen Verzehr von Salat. Dies gilt insbesondere für ganz frischen Salat. Welke Blätter verlieren nicht nur an Geschmack, auch die wertvollen Inhaltsstoffe sind dann kaum noch vorhanden. Daher sollten Sie nach Möglichkeit saisonale Produkte aus der Region wählen, die keine langen Transportwege hinter sich haben. In der kalten Jahreszeit bieten sich hierzu insbesondere die klassischen Wintersorten wie Feldsalat, Chicorée und Radicchio an.

Wohlschmeckende Dressings lassen sich auf der Basis von Zitronensaft und Essig herstellen. Abgerundet mit einer guten Portion frischer oder gefriergetrockneter Kräuter, frisch gemahlenem schwarzem Pfeffer und etwas Salz. Fertig. Ein solches Dressing hat gerade mal etwa 10 Kalorien und ist somit fast zu vernachlässigen.

Mit Zitronensaft, frischem Koriander, einer roten Zwiebel (oder einer halben Gemüsezwiebel) und etwas Chili können Sie eine sehr leckere mexikanische Variante zaubern. Dieses Dressing hat auf Grund der Zwiebel und des höheren Anteils an Zitronensaft ein paar Kalorien mehr, ist aber in Bezug auf Ihr tägliches Pensum immer noch recht unbedeutend.

Auf der Basis von Zitronensaft und Essig können Sie unter Verwendung von Senf oder Tomatenmark noch weitere interessante Kreationen herstellen.

Essig bietet Ihnen ebenfalls viele Variationsmöglichkeiten. Da Apfelessig, klassischer Weinessig sowie weißer als auch roter Balsamico einen völlig unterschiedlichen und sehr eigenen Geschmack haben, können Sie Ihren Dressings damit völlig unterschiedliche Noten verleihen.

5.2 *Die etwas andere Pizza*

(281 kcal für die Variante mit Thunfisch)

Zutaten für den Teig (1 Portion):

- ✓ 30 Gramm Haferkleie / 2 EL (106 kcal)
- ✓ 60 Gramm Frischkäse mit 0,2 Prozent Fett (37 kcal)
- ✓ 1 Ei, medium (65 kcal)
- ✓ 1 Messerspitze Backpulver

Zutaten für den Belag (1 Portion):

- ✓ 100 ml passierte bzw. gehackte Tomaten (23 kcal) und/oder
- ✓ 1 Tomate, in dünne Scheiben geschnitten
- ✓ 1 kleine Zwiebel (optional)
- ✓ 50 Gramm Thunfisch (50 kcal) ***oder*** mageres Rinderhack (65 kcal) ***oder*** Rindergeschnetzeltes (78 kcal)
- ✓ Einige Blätter Rucolasalat (optional)
- ✓ Mögliche Gewürze: Salz, Pfeffer, Italienische Kräutermischung, Chili, Paprika, Knoblauch, Oregano

Verrühren Sie die Zutaten für den Boden, bis Sie einen gleichmäßigen Teig haben. Von der Konsistenz wird er etwa wie Waffelteig. Würzen Sie diesen Teig mit Salz und Pfeffer. Geben Sie diesen dann auf ein mit Backpapier ausgelegtes Backblech und formen dort mit der Rückseite eines Esslöffels einen schönen und nicht allzu dicken Pizzaboden mit einem Durchmesser von knapp 20 Zentimeter. Der Teig kommt dann für 8-10 Minuten in den vorgeheizten Backofen (180 Grad mit Umluft). Anschließend wird der nun etwas fester gewordene Boden belegt.

Bereiten Sie während der ersten Backphase den Belag vor. Je nach Geschmack können Sie passierte/gehackte Tomaten und/oder dünne Tomatenscheiben verwenden. Sollten Sie passierte/gehackte Tomaten oder mit Wasser

verdünntes Tomatenmark verwenden, entwickeln die Gewürze dort am intensivsten ihren Geschmack. Wählen Sie aus den angegebenen Gewürzen nach Ihrem Geschmack.
Backen Sie dann die belegte Pizza in weiteren 8 bis 15 Minuten fertig. Die Backzeit ist abhängig von der Dicke des Belags und natürlich von den Eigenschaften Ihres Ofens. Wenn Sie Ihre Pizza mit Rucola genießen möchten, geben Sie diesen erst wenige Minuten vor dem Ende der Backzeit hinzu, damit die Blätter nicht verbrennen. Vor dem Servieren können Sie die Pizza noch mit etwas Oregano bestreuen.

Tipp: Wenn es Ihnen besser schmecken sollte, können Sie die Pizza auch erst ganz zum Schluss mit der Tomate garnieren.

5.3 Flusskrebspfanne

(97 kcal)

Zutaten für 1 Person:

- ✓ 100 Gramm Flusskrebsschwänze (87 kcal)
- ✓ 10 Gramm Ingwer (8 kcal)
- ✓ ½ TL Paprika
- ✓ 50 ml Gemüsebrühe (2 kcal)
- ✓ Bei Bedarf weitere Gewürze: Salz, Pfeffer

Flusskrebse abspülen und mit Küchenpapier trocknen. Der Ingwer wird geschält und fein gerieben.

In einer beschichteten Pfanne werden die Flusskrebse unter hoher Hitze eine Minute angebraten. Dabei mehrmals wenden. Anschließend mit der Gemüsebrühe ablöschen, dann Ingwer und Paprika zugeben. Nach einer weiteren Minute bei Bedarf noch mit Salz und Pfeffer abschmecken.

Als Beilagen bieten sich ein gut gewürzter Tomatensalat oder gedünstetes Gemüse an.

5.4 Hähnchenbrust mit Selleriepüree

(216 kcal pro Portion)

Zutaten für 2 Portionen:

- ✓ 220 Gramm Hähnchenbrust (242 kcal)
- ✓ 400 Gramm Knollensellerie, geschält und grob gewürfelt (160 kcal)
- ✓ 1 Schalotte (2 kcal)
- ✓ 200 ml Gemüsebrühe (8 kcal)
- ✓ 2 EL magerer Joghurt (20 kcal)
- ✓ Gewürze: Sambal Olek, Muskatnuss, Salz und Pfeffer

Dünsten Sie zunächst etwa 5 Minuten bei mittlerer Hitze den Sellerie und die Schalotte unter Hinzugabe von etwas Wasser. Löschen Sie dies mit der Gemüsebrühe ab und lassen es bei mittlerer Hitze etwa weitere 15 Minuten köcheln. Danach wird das Ganze mit einem Pürierstab püriert. Rühren Sie anschließend den Joghurt unter und würzen das Püree mit frisch gemahlenem schwarzen Pfeffer, Salz sowie einer Prise Muskatnuss. Bei kleiner Hitze wird es im geschlossenen Topf unter gelegentlichem Rühren warmgehalten.

Reiben Sie die Hähnchenbrust mit Salz, Pfeffer und Sambal Oelek ein. Das Fleisch wird dann in einer beschichteten Pfanne von beiden Seiten einige Minuten scharf angebraten. Bei Bedarf geben Sie ein wenig Gemüsebrühe hinzu.

<u>Tipp:</u> Vor dem Servieren können Sie das fertige Gericht auf dem Teller noch mit etwas frischem oder gefriergetrocknetem Schnittlauch bestreuen.

5.5 Gefüllte Paprikaschote (vegan)

(219 kcal pro Portion)

Für 2 Portionen benötigen Sie die folgenden Zutaten:

- ✓ 50 g Sojagranulat (143 kcal)
- ✓ 2 gelbe Paprikaschoten (99 cal)
- ✓ 2 Frühlingszwiebeln (8 kcal)
- ✓ 1 EL gehackte Kürbiskerne (42 kcal)
- ✓ 1 Ei, medium (65 kcal)
- ✓ 2 TL Sojamehl, fettarm (22 kcal)
- ✓ Gewürze: Salz, Pfeffer, Gemahlener Kreuzkümmel
- ✓ 200 ml Gemüsebrühe (8 kcal)
- ✓ 40 g Tomatenmark (50 kcal)
- ✓ 1 TL mildes Currypulver
- ✓ 2 EL Schnittlauchröllchen nach Belieben

Übergießen Sie zunächst das Sojagranulat mit kochendem Wasser und stellen es beiseite, bis alles andere vorbereitet ist.

Schneiden Sie von den gewaschenen Paprikaschoten den Deckel ab und entfernen Sie die Kerne sowie die Trennwände. Die Frühlingszwiebeln werden ebenfalls gewaschen, trocken geschüttelt und danach in dünne Ringe geschnitten.

Vermischen Sie dann das vorbereitete Sojagranulat mit den Frühlingszwiebeln, den Kürbiskernen, dem Ei und dem Sojamehl in einer Schüssel. Wenn Sie eine gleichmäßige Masse haben, würzen Sie die Füllung kräftig mit Salz, Pfeffer und Kreuzkümmel.

Füllen Sie die Paprikaschoten und stellen Sie die Schoten aufrecht in einen Topf. Verrühren Sie die Brühe mit dem Tomatenmark und dem Curry, bevor Sie diese hinzugießen. Bei mittlerer Hitze sollten die Paprikaschoten dann zugedeckt etwa 20 bis 25 Minuten garen.

Schmecken Sie gegen Ende die Tomatensoße noch einmal ab. Wenn Sie mögen, können Sie zum Schluss noch klein geschnittenen frischen Schnittlauch unterrühren.

Bezüglich der Würzung können Sie bei diesem Rezept ebenfalls nach Lust und Laune variieren.

Zum Schluss werden die Paprikaschoten aufrecht auf einen Teller gesetzt und mit der Soße angerichtet.

5.6 Papaya-Gurken-Salat mit Rächertofu (vegan)

(269 kcal)

Dies ist ein einfaches, aber dennoch extrem leckeres Rezept, wenn es einmal schnell gehen soll.

Zutaten für 1 Portion:

- ✓ 1/2 Papaya (86 kcal)
- ✓ 1/2 Gurke (24 kcal)
- ✓ 125 g Räuchertofu (159 kcal)
- ✓ 2-3 EL Zitronensaft
- ✓ 1 TL Sojasauce
- ✓ Gewürze: Salz, Chili
- ✓ 1 Handvoll Korianderblättchen

Schneiden Sie zunächst die Papaya, die Gurke und den Räuchertofu in mundgerechte Stücke. Verrühren Sie in einer separaten kleinen Schüssel den

Zitronensaft mit der Sojasauce und heben Sie das Dressing unter die anderen Zutaten. Während der Stabilisierungsphase können Sie die Soße auch noch mit ½ Esslöffel Olivenöl verfeinern. Schmecken Sie das Ergebnis mit wenig Salz und geschrotetem Chili ab. Abschließend garnieren Sie das Ergebnis noch mit den frischen Korianderblättern.

6. Rezeptideen für die Stabilisierungsphase

Nach der eigentlichen Diätphase sind Sie mit den Zutaten etwas flexibler. Im Folgenden zwei Beispielrezepte, die dies verdeutlichen.

6.1 Putensteak mit Paprika-Avocado-Salat

(317 kcal pro Portion)

Für 2 Portionen benötigen Sie folgende Zutaten:

- ✓ 1 kleine Paprikaschote (21 kcal)
- ✓ 1 kleine rote Zwiebel (16 kcal)
- ✓ 1 Knoblauchzehe
- ✓ 100 g Kirschtomaten (19 kcal)
- ✓ 1 EL Limettensaft (3 kcal)
- ✓ 2 TL Olivenöl (82 kcal)
- ✓ 3 EL Orangensaft (17 kcal)
- ✓ Gewürze: Salz, Pfeffer, Chiliflocken
- ✓ Süßungsmittel: Erythritol oder Stevia
- ✓ ½ Avocado (196 kcal)
- ✓ 2 Putensteaks à 125 g (280 kcal)

- ✓ 2 Stiele Petersilie

Schneiden Sie zunächst die Paprika in Streifen. Der Knoblauch wird in kleine Würfel und die Zwiebel in Streifen geschnitten. Die Tomaten werden halbiert.

Verrühren Sie den Limettensaft, 1 TL Olivenöl, den Orangensaft und den Knoblauch in einer Schüssel. Schmecken Sie das Dressing mit Salz, Pfeffer und dem gewählten Süßungsmittel ab. Die Avocado wird geschält und in schmale Spalten geschnitten, bevor diese mit den anderen Zutaten unter die Soße gehoben wird.

Die Putensteaks werden mit Salz und Chili gewürzt, bevor diese in einer Grillpfanne in dem restlichen Öl von beiden Seiten jeweils drei Minuten gebraten werden. Nehmen Sie anschließend die Pfanne vom Herd und lassen das Fleisch in der Pfanne weitere drei Minuten nachziehen.

Bestreuen Sie vorm Servieren den Salat noch mit frisch gehackten Petersilienblättchen, bevor Sie ihn gemeinsam mit den Putensteaks anrichten.

6.2 Weißer Bohneneintopf (vegan)

(277 kcal pro Portion)

Für 2 Portionen benötigen Sie folgende Zutaten:

- ✓ 150 Gramm getrocknete weiße Bohnen (447 kcal)
- ✓ 1 Zwiebel, fein gehackt (20 kcal)
- ✓ 1 Knoblauchzehe
- ✓ 1 EL Olivenöl (41 kcal)
- ✓ ½ Dose passierte oder geschälte Tomaten, ca. 200 Gramm (45 kcal)

- ✓ Gewürze: Salz, Pfeffer sowie eine Prise Süßungsmittel; optional: ein paar Zweige frisch gezupfter Thymian oder fein gehackte frische Petersilie oder Kräuter der Provence oder Italienische Kräutermischung oder Asiatische Kräuter + Sambal Oelek

Weichen Sie zunächst die Bohnen ein, nachdem Sie diese zuvor unter klarem Wasser abgespült haben. Geben Sie die Bohnen anschließend in einen Topf und fügen Sie soviel Wasser hinzu, dass sie gut bedeckt sind. Die schonendste Variante ist das Einweichen über Nacht. Wenn es schneller gehen soll, kochen Sie die Bohnen einige Minuten auf und lassen diese anschließend zwischen 45 und 60 Minuten bei geringer Hitze köcheln. Ein Schnellkochtopf verringert die Zeit auf etwa 20 bis 30 Minuten.

Dünsten Sie die Zwiebel und den Knoblauch in Olivenöl an. Geben Sie anschließend die Tomaten hinzu und lassen das Ganze etwa 10 Minuten köcheln. Fügen Sie dann die eingeweichten Bohnen sowie die gewählten Kräuter hinzu. Vor dem Servieren wird mit Salz, Pfeffer und dem Süßungsmittel noch abgeschmeckt.

Tipp: Wenn es einmal ganz schnell gehen soll, können Sie auch einfach eine kleine Dose weißer Bohnen verwenden. Dieses Rezept lässt sich zudem wunderbar auf vielfältige Art variieren. Wie wäre zum Beispiel eine indische Variante mit Curry und Chili, die Sie beim Anrichten noch mit fettarmem Joghurt verfeinern können? Oder mexikanisch mit Koriander und Chili? Zu diesem Gericht passen auch hervorragend Zutaten wie angebratenes Rinderhackfleisch, Rindergeschnetzeltes oder scharf angebratene Geflügelstücke. In Verbindung mit Fisch oder Garnelen erhalten Sie ebenfalls eine überaus wohlschmeckende Mahlzeit mit völlig anderer Note. Wie Sie sehen, sind Ihrer Fantasie und Ihrem Geschmack kaum Grenzen gesetzt. Dennoch sollten Sie bedenken, dass eine Ergänzung mit klassischen Proteinbestandteilen die Kalorienzahl natürlich deutlich erhöht. Bitte berücksichtigen Sie dies für die Kalorienplanung des Tages.

7. SOS: Heißhunger – was tun?

Durch die sorgfältige Versorgung mit *hCG* sollte eigentlicher Hunger während der Diät kein Thema sein. Die berüchtigten und zu Recht gefürchteten Fressattacken haben allerdings nur höchst selten etwas mit richtigem Hunger zu tun. Heißhunger, Appetit, schlichtes Verlangen oder gar regelrechte Gier treffen den Kern da schon eher. Wird diesem nachgegeben, hat dies zumeist nur sehr wenig mit Genuss im eigentlichen Sinne zu tun. Das leidenschaftliche In-sich-hineinschlingen von Lebensmitteln erfüllt üblicherweise völlig andere Zwecke. Belohnung, Frustabbau, Ablenkung oder ähnliches stehen dann meist im Vordergrund. Wenn Ihnen ein solches Verhaltensmuster nicht ganz fremd ist, lade ich Sie ein, diesbezüglich einmal sehr sorgfältig hinzuschauen, was Sie zu einer hemmungslosen Fressattacke motiviert und welche Bedürfnisse damit befriedigt werden sollen.

Mit diesem Punkt könnte man vermutlich einen eigenen psychologischen Ratgeber füllen, was jedoch nicht Gegenstand dieses Buches ist. Dennoch bleibt die Frage im Raum. Was können Sie tun, wenn Ihre Willenskraft in Bezug auf die Durchführung der *hCG*-Diät von einer solchen Heißhungerattacke hinweggefegt zu werden droht, wie eine Sandburg von einem Tsunami?

Für solche Situationen möchte ich Ihnen einige »Notfallrezepte« an die Hand geben, um diese spontanen Gelüste in eine sinnvolle Richtung zu lenken. Nicht wenige Menschen stillen diese Attacken mit Nudelgerichten. Da werden dann zwei, drei oder noch mehr Teller an Nudeln verputzt wie nichts. Natürlich mit entsprechender Soße und möglicherweise noch garniert mit extra Käse. Bei den üblichen Nudeln aus Hartweizengrieß handelt es sich um relativ »gehaltlose« Kalorien, ähnlich wie bei Weißmehl. Daher landen die so zugeführten Kalorien nahezu ungeschmälert direkt auf den Hüften – oder an anderen Körperstellen, wo sie gleichsam unerwünscht sind.

Dennoch ist das Verputzen einiger Teller Spaghetti Bolognese in zweierlei Hinsicht interessant. So füllt die schlichte Masse der Portionen einerseits den Magen, bis sprichwörtlich »nichts mehr hineingeht«. Zweitens nimmt das Essen von Spaghetti durch das Aufrollen der Nudeln etwas Zeit in Anspruch, so dass sich irgendwann automatisch ein Sättigungsgefühl einstellt. Gerade durch schnelles Herunterschlingen wird dieses Sättigungsgefühl oft überlistet, da es sich üblicherweise erst nach etwa 20 Minuten einstellt. Losgelöst von der tatsächlich gegessenen Menge.

Aber zurück zum Ausgangspunkt. Was können Sie tun, wenn sich ein unstillbares Verlangen anbahnt, relativ ungehemmt größere Mengen an schmackhaftem Inhalt zu verputzen? Kanalisieren Sie dieses Verlangen einfach mit Gemüsespaghetti!

Gemüsespaghetti – noch nie gehört? Gibt's die jetzt im Supermarkt? Die Antwort darauf ist ein klares »vermutlich (noch) nicht«. Seit einiger Zeit ist vegane Ernährung ein Trend, der immer mehr Anhänger findet. In der Szene sind sehr kreative Köche und engagierte Laien unterwegs, die eine Vielzahl innovativer Rezeptideen entwickelt haben. Hierzu gehören unter anderem die erwähnten Gemüsespaghetti.

Keine Angst, Sie müssen sich jetzt nicht drei Stunden in die Küche stellen, um nach Art eines Zen-Meisters symmetrische Gemüsespaghetti von Hand zu schnitzen – auch wenn Ihnen dies Heißhungerattacken vermutlich für die Zukunft gründlich vermiesen dürfte.

Jede Nachfrage schafft sich ihr Angebot, so dass es für diese Zwecke mittlerweile verschiedene so genannte »*Spiralschneider*« auf dem Markt gibt. Je nach Ausführung, Qualität und Anbieter liegen die Preise hierfür irgendwo zwischen 20 und 40 Euro. Das ist nicht gerade wenig Geld für ein weiteres, möglicherweise selten genutztes Küchengerät, keine Frage. Und, Hand aufs Herz, wer hat sich nicht schon in der Innenstadt von einem fliegenden Händler dazu verleiten lassen, einen phänomenalen Gemüsehobel oder den ultimativen Entsafter zu kaufen? Meist irgendwelche Teile aus billigem Plastik, die zu Hause leider nie so funktionierten, wie es so lässig vorgemacht wurde und daher zumeist in irgendeiner Ecke des Küchenschrankes in Vergessenheit gerieten.

Dennoch möchte ich Ihnen ans Herz legen, diese Anschaffung ins Auge zu fassen. Nicht wegen der zahlreichen Verzierungsmöglichkeiten von Obst und Gemüse. Auch die unterschiedlichen Möglichkeiten des Schneidens und Hobelns sind meines Erachtens eher überflüssig. Diese könnten problemlos mit anderen Küchengeräten oder auch per Hand mit einem scharfen Messer erledigt werden.

Was Sie jedoch definitiv nicht per Hand und meines Wissens auch nicht mit einem anderen Küchengerät oder Schneider hinkriegen, sind die besagten Gemüsespaghetti. Diese können auch im Anschluss an die Diät die Grundlage für regelmäßige schmackhafte und überaus gesunde Mahlzeiten der etwas anderen Art sein.

Mit einem klassischen Sparschäler ist es theoretisch möglich, Gemüse in schmale Streifen zu schneiden. Dies ist allerdings eine extrem zeitraubende, aufwendige und somit in Summe höchst lästige Angelegenheit. Dies gilt umso mehr, wenn Sie eine große Portion für mehrere Leute zubereiten wollen.

Vermutlich lehne ich mich jetzt weit aus dem Fenster, wenn ich Ihnen verspreche, dass Sie Gemüse noch nie auf diese Art gegessen haben. Dennoch die klare Ansage, probieren Sie es aus. Wenn Sie unsicher sind und Sorge haben, dass der Spiralschneider bei Ihnen ein ähnliches Schicksal erwarten könnte, wie die oben beschriebenen »phänomenalen Neuheiten« von fliegenden Händlern oder aus dem Teleshopping, dann bestellen Sie so ein Teil im Zweifel im Versandhandel. Dort können Sie es bei Nichtgefallen innerhalb gewisser Fristen problemlos zurücksenden.

Im Prinzip gibt es hierfür zwei Anbieter auf dem Markt, *GEFU* und *Lurch*. Die Schneider von GEFU sind etwas handlicher und preiswerter. Dafür ist die Handhabung relativ mühsam und sie eignen sich kaum für größere Mengen. Deutlich stabiler (dafür leider auch etwas größer) sind die Spiralschneider von Lurch. Hiermit lassen sich zudem problemlos und schnell auch größere Mengen zubereiten. Dies ist nicht nur von Vorteil, wenn Sie die Diät mit Ihrem Partner machen oder Gäste erwarten. Um den Aufwand zu minimieren, schlage ich generell vor, von jedem Gericht mindestens zwei Portionen zuzubereiten. Die zweite Portion können Sie dann entweder am nächsten oder maximal übernächsten Tag essen oder für eine spätere Verwendung einfrieren.

Von Lurch gibt es verschiedene Modelle auf dem Markt, davon eins mit dem Namen von *Attila Hildmann* versehen, einem der Wegbereiter der veganen

Bewegung. Nach umfassendem Test der verschiedenen Schneidegeräte würde ich im Zweifel das preisgünstige Basismodell *(Lurch 10203)* empfehlen. Dies erfüllt vollauf seinen Zweck, auch wenn die Farbkombination ein wenig »unorthodox« ist und daher nicht jedermanns Sache sein wird. Aber schließlich handelt es sich ja hierbei nicht um ein Kunstwerk oder Design-Objekt, sondern um einen Gebrauchsgegenstand.

Aber zurück zu den Gerichten. Wenn Sie berücksichtigen, dass selbst eine große Portion von 500 Gramm Zucchini-Spaghetti noch nicht einmal 100 Kalorien enthält, dürfte der große Charme dieser Variante schnell deutlich werden. Hier können Sie sich im Zweifel wirklich **richtig** satt essen, ohne auch nur ansatzweise ein schlechtes Gewissen haben zu müssen. Ob es nun 300, 500 oder gar 700 Gramm sind, ist im Zweifel nahezu egal.

Dennoch sollten Sie sich angewöhnen, Ihre speziellen »All you can eat«-Mahlzeiten bewusst einzunehmen. Versuchen Sie trotz möglicher Heißhungerattacke, die Gemüsespaghetti nicht einfach achtlos in sich hineinzustopfen und herunterzuschlingen. Nehmen Sie sich auch bei diesen Gerichten ein wenig Zeit. Sie müssen nicht zwingend jeden Bissen 55-mal kauen, dennoch achten Sie – zumindest ein wenig – auf Konsistenz, Bissfestigkeit und vor allem Geschmack Ihres Essens.

Für Gemüsespaghetti hervorragend geeignet sind **Zucchini** (17 kcal/100 g). Aber auch mit folgenden anderen Gemüsesorten können Sie mit wenig Aufwand interessante und wohlschmeckende Spaghetti zubereiten:

- ✓ Kohlrabi (36 kcal)
- ✓ Sellerie (40 kcal)
- ✓ Aubergine (17 kcal)
- ✓ Möhre; erst nach der eigentlichen Diätphase (41 kcal)

Salatgurken sind ebenfalls möglich, sollten bei einem Mischen von Gemüsesorten aber erst später hinzugefügt werden, da sie sonst verkochen. Zu erwähnen ist ferner noch die **Rote Beete**. Hieraus lassen sich sehr leckere

Gemüsespaghetti herstellen, allerdings ist die Verarbeitung leider nicht ganz unproblematisch. Der Saft von Roter Beete färbt wie die Hölle und wird nicht grundlos gerne von der Lebensmittelindustrie umfassend verwendet. Schon ein paar Tropfen genügen und der ursprünglich schneeweiße Joghurt sieht auf einmal aus wie Erdbeerjoghurt. Hinzu kommen dann noch ein paar Aromen von Schimmelpilzen und fertig ist der preiswerte Erdbeerjoghurt aus dem Kühlregal. Selbstverständlich aus rein natürlichen Zutaten und formal tatsächlich ohne jede Chemie. Allerdings auch ohne Erdbeeren. Aber ich schweife ab, zurück zur Roten Beete. Der Saft färbt nicht nur Joghurt und ähnliches, sondern auch Ihre Hände, Küchengeräte und natürlich jeden Stoff, mit dem er zufällig in Berührung kommt. Zur Vermeidung von Frustanfällen sollten Sie daher nie in Festtagsgarderobe mit diesem Gemüse hantieren. Ziehen Sie im Zweifel Ihre ältesten Sachen an und/oder tragen Sie eine solide Küchenschürze. Ferner ist die Benutzung von Handschuhen zu überlegen, was durchaus Einweghandschuhe aus Latex sein können, die es in jedem Drogeriemarkt gibt. Wer sich davon nicht abschrecken lässt, dem bietet Rote Beete eine interessante und hochwertige Bereicherung des Speiseplans.

Aber auch losgelöst von speziellen »Notfallmenüs« zur Befriedigung von Heißhungerattacken können Gemüsespaghetti ein fester Bestandteil Ihres Diätplans werden und auch im Anschluss Ihre Ernährung abwechslungsreicher gestalten. Durch die wesentlich größere Oberfläche bei gleichem Gewicht schmeckt Gemüse so nicht nur deutlich intensiver, sondern teils auch anders als gewohnt. Hinzu kommt das große Einsatzspektrum von Nudeln, insbesondere von Spaghetti. Nicht umsonst sind diese so beliebt. Da insbesondere Kinder sehr oft große Nudelliebhaber sind, können Sie völlig unabhängig von der Diät Ihrem Nachwuchs auf diese Art sehr geschickt die ein oder andere Extraportion Gemüse »unterjubeln«.

In Bezug auf die Soßen können Sie ebenfalls Ihrer Kreativität freien Lauf lassen und nach Lust und Laune aus den zugelassenen Zutaten wählen. In Bezug auf Ihre »Notfallmenüs« sollten Sie allerdings darauf achten, die Soßen dann insbesondere mit kalorienarmen Zutaten der gewünschten/geplanten Menge an Gemüsespaghetti anzupassen. Insbesondere frische Tomaten oder Tomatenmark sind hervorragend geeignet, um die Menge der Soße entsprechend zu »strecken«.

7.1 Basisrezept: Zucchinispaghetti mit Garnelen
(ca. 160 kcal pro Portion)

Für 1 große Portion benötigen Sie folgende Zutaten:

- ✓ 500 Gramm Zucchini (85 kcal)
- ✓ 130 Gramm Garnelen (74 kcal)
- ✓ 1 Knoblauchzehe
- ✓ Etwas Zitronensaft
- ✓ Fettfreie Brühe als Pulver
- ✓ Mögliche Gewürze: Salz, Pfeffer und optional: Chili, Paprika, Curry, Kardamom, Muskat oder Sambal Oelek

Da dies eine sehr kalorienarme Variante ist, können Sie bei diesem Gericht mit der Eiweißportion etwas großzügiger sein und 130 Gramm Garnelen verwenden. Da Garnelen in der Zucht oft mit Antibiotika und anderen Mitteln behandelt werden, ist im Rahmen der Kur ein Bio-Produkt vorzuziehen. Grundsätzlich ist es unerheblich, ob die Garnelen aus dem Kühlregal oder der Tiefkühltruhe stammen. Für eine hygienische Verwendung und zur Vermeidung von ungewünschtem Nebengeschmack spülen Sie die Garnelen vor der Verwendung unter klarem Wasser. Ein Sieb ist hierzu gut geeignet. Trocknen Sie diese dann anschließend mit Küchenpapier.

Starten Sie mit dem Anbraten der gewürfelten Knoblauchzehe in einer beschichteten Pfanne. Sobald die Stücke leicht angedünstet sind, geben Sie die Garnelen hinzu. Garen Sie diese eine Zeit bei geringer Hitze unter gelegentlichem Wenden. Währenddessen verarbeiten Sie die Zucchini zu Spaghetti.

Geben Sie dann die Zucchinistreifen in die Pfanne und vermischen das Ganze. Fügen Sie einen Schuss Wasser bei und würzen Sie mit etwas fettfreier Brühe, Zitronensaft, Salz und Pfeffer.

Je nach gewünschter Bissfestigkeit garen Sie das Gericht dann für ca. 5 bis 8

Minuten fertig.

Um dem Gericht etwas mehr Feuer zu verleihen, können Sie zusätzlich noch Chili und/oder Paprikagewürz verwenden.

Asiatische Variationen sind ebenfalls recht lecker. Experimentieren Sie hierzu mit Curry, Kardamom oder Muskat. Hervorragend geeignet hierfür wären auch fertige Mischungen aus gefriergetrockneten Asiatischen Kräutern.

Durch die Verwendung von frischem Koriander können Sie dem Gericht ebenfalls eine sehr interessante Note verleihen. Hier ist allerdings zu beachten, dass nicht jeder den Geschmack von Koriander mag.

7.2 *Zucchinispaghetti mit Hähnchenbrust*

(ca. 202 kcal pro Portion)

Für 1 große Portion benötigen Sie folgende Zutaten:

- ✓ 500 Gramm Zucchini (85 kcal)
- ✓ 100 Gramm Hähnchenbrust (117 kcal)
- ✓ 1 Knoblauchzehe
- ✓ Etwas Zitronensaft
- ✓ Fettfreie Brühe als Pulver
- ✓ Mögliche Gewürze: Salz, Pfeffer und optional: Kräuter der Provence, Italienische Kräutermischung

Im Prinzip gehen Sie hierbei so vor, wie bei dem Basisrezept mit den Garnelen. Allerdings sollten Sie darauf achten, das Hähnchenfleisch kurz scharf anzubraten, bevor Sie es schmoren lassen.

Geschmacklich können Sie dem Gericht je nach Würzung eine unterschiedliche Note verpassen. Wie wäre es einmal mit einem französischen Menü durch die Verwendung von Kräutern der Provence? Oder eher Bella Italia, Mexiko oder Asien? Im Gewürzregal Ihres Supermarkts finden Sie die unterschiedlichsten Gewürzmischungen. Achten Sie hierbei allerdings darauf, dass diese komplett frei von den Geschmacksverstärkern Glutamat, »Hefeextrakt« und anderen dubiosen Zutaten sind.

7.3 Zucchinispaghetti Bolgnese

(ca. 281 kcal pro Portion)

Bei dieser Variante benötigen Sie für 1 Portion:

- ✓ 500 Gramm Zucchini (85 kcal)
- ✓ 100 Gramm mageres Rinderhack (130 kcal)
- ✓ 1 Zwiebel (20 kcal)
- ✓ 1 Knoblauchzehe
- ✓ 200 ml passierte oder gewürfelte Tomaten (46 kcal)
- ✓ Etwas Zitronensaft
- ✓ Fettfreie Brühe als Pulver
- ✓ Mögliche Gewürze: Salz, Pfeffer und optional: Kräuter der Provence, Italienische Kräutermischung

Die Zubereitung ist ähnlich wie beim Basisrezept. Braten Sie in der beschichteten Pfanne zunächst den Knoblauch und die Zwiebel an. Geben Sie dann das Hackfleisch hinzu. Wenn dieses scharf angebraten ist, wird das Ganze mit den passierten oder gewürfelten Tomaten abgelöscht. Mit den Zucchinispaghetti bei geschlossenem Deckel je nach gewünschter Bissfestigkeit 5-8 Minuten schmoren lassen.

8. Spezielle Teesorten zur Unterstützung der Diät

Eine ausreichende Flüssigkeitszufuhr ist ein wichtiges Element der *hCG*-Diät. Wasser ist hierfür ideal, wobei es natürlich noch andere kalorienlose Varianten gibt. Insbesondere in der kalten Jahreszeit wird eine Tasse Tee häufig als sehr wohltuend empfunden. Durch den Genuss des heißen Getränks erfolgt quasi eine gewisse Aufwärmung des Körpers von innen. In Bezug auf eine Diät mag man einwenden, dass der Körper hierdurch dann doch zur Aufrechterhaltung der Temperatur Energie sparen würde. Zudem ist in Frauenzeitschriften immer mal wieder von Fotomodellen, Schauspielerinnen sowie anderen Stars und Sternchen zu lesen, die für ihre Top-Figur ausschließlich einige Gläser Eiswasser oder andere eisgekühlte Getränke am Tag zu sich nehmen würden. Angeblich. Sicherlich ist es richtig, dass der Körper zur Erwärmung von Eiswasser Energie aufwenden muss. Dies als wesentliches Element der Gewichtskontrolle oder gar einer persönlichen Diät zu machen, ist allerdings schlicht Unsinn. Um einen Liter Eiswasser zu erwärmen, verbraucht der Organismus lediglich 30 bis 35 Kalorien. Diese Menge entspricht dem Wert von noch nicht einmal zwei Stückchen Würfelzucker. Weiterhin ist zu bedenken, dass nur bei der *hCG*-Diät eine Umprogrammierung des Stoffwechsels auf hormoneller Ebene erfolgt. Weiterhin wird dem Körper mit der Tagesration von 500 Kalorien so wenig Energie zugeführt, dass automatisch alle vorhandenen Speicher angezapft werden. Wenn Tee also dazu beiträgt, Ihr Wohlbefinden während der Diättage aufrechtzuerhalten oder gar zu fördern, sollten Sie auf jeden Fall den Genuss von Tee in Betracht ziehen. Um Ihrem Körper während dieser Zeit der Reduktion möglichst viel Gutes zu tun, sind auch hier Produkte in Bioqualität vorzuziehen.

Neben klassischen Kräutertees gibt es verschiedene Sorten, die eine Gewichtsreduktion sinnvoll unterstützen, wenn nicht gar fördern können. Dabei spielt die jeweilige Qualität des Tees eine große Rolle. In Laboranalysen wurde mehrfach nachgewiesen, dass bessere Qualitäten über deutlich höhere Wirkstoffkombinationen verfügen. Hier geht es nicht nur um einen möglichst hohen Wert einzelner Inhaltsstoffe. Entscheidend sind vielmehr deren Kombination und Wechselwirkung. Im Folgenden stelle ich Ihnen einige klassische »Schlankheits-Tees« vor:

8.1 Grüner Tee

Grüner Tee wird auf Grund seiner vielfachen Heilwirkungen bereits seit über 5 000 Jahren als Heilpflanze geschätzt. Eine Vielzahl von wissenschaftlichen Studien konnte bestätigen, dass der regelmäßige Konsum von grünem Tee verschiedene gesundheitsfördernde und präventive Wirkungen hat. Dies bezieht sich neben Entzündungen, Parkinson und Alzheimer gerade auch auf *Adipositas* (Fettleibigkeit) und Diabetes, die oft mit Übergewicht verbunden ist. Die in Japan über 11 Jahre und mit 40 530 Erwachsenen durchgeführte *Ohsaki-Studie* konnte darüber hinaus noch ganz andere Effekte belegen. Die positiven Auswirkungen auf das Herz-Kreislauf-System waren so eindeutig, dass es gerade bei solchen Krankheiten unter den Teetrinkern zu deutlich weniger Sterbefällen kam. Die Studie kam somit unter anderem zu dem Ergebnis, dass der Konsum von grünem Tee – wissenschaftlich belegt – lebensverlängernd wirkt.

Für unseren Zweck wesentlich interessanter hingegen dürfte der Umstand sein, dass grüner Tee nachgewiesenermaßen die Aufnahme von Glukose in den Fettzellen des Körpers reduziert. Weiterhin wird durch den Konsum die Fettverbrennung aktiviert. Gleichzeitig wird die Fettresorpition in Magen und Darm nachweislich verringert. Darüber hinaus wurde mehrfach nachgewiesen, dass die Inhaltsstoffe den Stoffwechsel anregen. Durch diese *Thermogenese* wird der Grundumsatz, beziehungsweise Energieumsatz, erhöht und bestimmte Enzyme werden gehemmt. All dies sind äußerst wertvolle Eigenschaften, die eine Gewichtsabnahme fördern. Außerdem reduzieren die Bitterstoffe sowie die sekundären Pflanzenstoffe einen Appetit auf Süßes und wirken sich positiv auf die Leber sowie den Hormonhaushalt aus. Diese Gründe sollten Motivation genug sein, einmal ein Tässchen davon zu probieren. Möglicherweise ist der Geschmack anfangs etwas ungewohnt. Er ist aber keineswegs bitter oder anderweitig übel schmeckend. Ich persönlich habe mich vor Jahren bei einem längeren Aufenthalt in Japan sehr schnell an den Geschmack gewöhnt und ihn nach und nach schätzen gelernt. Erwähnenswert wären noch die diversen Mischungen von Grüntee mit stark aromahaltigen Beigaben wie Orangenschalen, Zitrone, Ingwer oder Jasmin. Im Zweifel könnte Ihnen eine solche Mischung den Zugang zu dieser kleinen Kostbarkeit erleichtern, die nicht grundlos von zahlreichen Ernährungsexperten empfohlen wird.

Für die Zubereitung ist zu beachten, dass das Wasser eine Temperatur von höchstens 90 Grad haben sollte. Für manche Sorten wird sogar eine Temperatur von lediglich 80 oder gar nur 70 Grad empfohlen. Zu heißes Wasser kann den Tee bitter oder gar ungenießbar machen.

Heutzutage gibt es Wasserkocher mit einstellbarer Temperaturvorwahl auf dem Markt. Diese kosten allerdings ab 35 Euro aufwärts und sind somit nur etwas für überzeugte Teeliebhaber. Sollten Sie einen normalen Wasserkocher verwenden, lassen Sie das Wasser nach dem Aufkochen einfach einen Moment abkühlen.

Grüner Tee hat ferner die Besonderheit, dass die Blätter mehrfach aufgebrüht werden können. In Japan beispielsweise steht daher in jedem Hotelzimmer eine Thermoskanne mit heißem Wasser und ein Kännchen mit eingebautem Sieb zum Aufbrühen des Tees. Die Verwendung einer hochwertigen Thermoskanne kann es Ihnen möglicherweise vereinfachen, an Ihrem Arbeitsplatz mehrfach einen frischen Tee aufzubrühen. Hierzu können Sie entweder ein entsprechendes Kännchen mit Sieb aus dem Asienladen oder Teefachgeschäft beziehungsweise ein klassisches Tee-Ei verwenden.

Abschließend sei noch erwähnt, dass es nicht »den Einen« grünen Tee gibt. Tatsächlich sind viele verschiedene Sorten erhältlich, die teils sehr unterschiedlich schmecken und durchaus verschieden in der Zubereitung sind. *Sencha* gilt als »Gesundheits-Allrounder« und ist der in Japan mit Abstand am meisten angebaute und getrunkene grüne Tee. Aber auch *Gyokuro*, *Bancha* oder der oft erhältliche *Gunpowder* haben ihre wertvollen Eigenschaften. Probieren Sie bei Interesse einfach aus, welche Sorte Ihnen am besten schmeckt und vor allem am besten bekommt.

8.2 Matetee

Grundlage hierfür ist der in Südamerika beheimatete Mate-Strauch oder Mate-Baum. Ein Aufguss der klein geschnittenen und getrockneten Blätter wurde schon von den Ureinwohnern Lateinamerikas getrunken. Traditionell gilt das Getränk nicht nur wegen des hohen Gehalts an Koffein als leistungsfördernd. Darüber hinaus werden ihm hungerstillende Eigenschaften zugesagt, so dass das Getränk häufiger als »Schlankmacher« bezeichnet wird. Etwa eine Stunde vor einer Mahlzeit getrunken, gilt er als Schlankmach-Geheimtipp.

Mate soll allgemein anregend auf den Organismus wirken. Von den Nerven, über die Muskeln bis hin zum Stoffwechsel soll nach dem Genuss alles etwas schneller funktionieren. Weiterhin wird Mate ein großer Einfluss auf die Produktion unserer Körperflüssigkeiten nachgesagt. Neben Schweiß und Harn soll auch die Produktion von Magensäften angekurbelt werden. Dies kann unter Umständen zu einer leicht abführenden Wirkung führen.

Interessanterweise ist Mate in Deutschland als Arzneimittel zugelassen. Dessen ungeachtet ist der Tee in Deutschland frei verkäuflich. Wie ansonsten auch, empfehle ich hier ebenfalls Bioware.

Der Vollständigkeit halber soll nicht unerwähnt bleiben, dass Matetee in dem Verdacht steht, bei regelmäßigem und häufigem Genuss gewisse Krebsarten auszulösen oder zumindest zu fördern. Dies wird allerdings in erster Linie auf Inhaltsstoffe zurückgeführt, die zunächst nicht in den Blättern enthalten sind, sondern erst beim Rösten oder Räuchern der Blätter über dem Feuer entstehen. Im Zweifel sollte daher eher auf Produkte zurückgegriffen werden, die nicht über dem Feuer geröstet oder geräuchert wurden. Wenn dies den Packungsangaben nicht klar zu entnehmen ist, kontaktieren Sie bei Interesse den Hersteller des Produkts. Auf eine freundliche Anfrage wird man Ihnen sicherlich entsprechend Auskunft geben.

Fazit: Eine eindeutige Aussage zu Matetee kann nicht getroffen werden. Daher die Anregung, es einfach einmal auszuprobieren. Den größten Effekt werden Sie vermutlich haben, wenn Sie den Tee etwa eine Stunde vor den Mahlzeiten konsumieren. Sollten Sie feststellen, dass Matetee bei Ihnen das Hungergefühl reduziert und Sie sich damit während der Kur leistungsstärker fühlen, dann trinken Sie ihn. Bei einem Konsum von drei Wochen sind beim besten Willen keinerlei negative Auswirkungen zu befürchten.

8.3 Andere »Schlankmacher-Tees«

Gelegentlich werden immer mal wieder spezielle Tees als DAS Geheimrezept fürs Abnehmen angepriesen. Hierzu gehören insbesondere asiatische oder chinesische Sorten, die dann häufig umfassend mit den jahrtausendealten Erfahrungen der chinesischen Heilkunde beworben werden. Insbesondere zu nennen sind hier der *Wu Long Tee* (auch *Oolong* genannt) und der *Pu-Erh-Tee*, besser auch als »Roter Tee« bekannt. Wissenschaftliche Erkenntnisse zu einem Effekt auf Fetteinlagerung und Körpergewicht liegen allerdings nicht vor. Im Gegenteil, die *Deutsche Gesellschaft für Ernährung* widerspricht den behaupteten Wirkungen ausdrücklich, insbesondere bei *Pu-Erh-Tee*.

9. Achtsamkeit

Wir leben in einer zunehmend hektischer werdenden Welt. Immer schneller prasseln die unterschiedlichsten Informationen auf uns ein, verstärkt durch die modernen Medien und Smartphones. Dies mag ein Grund dafür sein, dass die Bedeutung des Essens für viele Menschen abgenommen hat. Nahrung wird oftmals eher achtlos herunter geschlungen, von Genuss kann häufig keine Rede sein. Nicht selten wird während des Essens gelesen, am Computer gearbeitet oder ferngesehen. Grundsätzlich muss dies alles nicht automatisch schlecht sein. Dennoch kann achtloses Essen mit dafür verantwortlich sein, dass Sie aktuell ein paar Pfund zuviel auf der Waage haben und daher gerne abnehmen möchten. Vor diesem Hintergrund die Anregung, Ihre *hCG*-Kur zu nutzen, um sich in Bezug auf Ihre Ernährung ein paar andere und vielleicht auch neue

Gewohnheiten zuzulegen. Daher möchte ich Sie einladen, zumindest hin und wieder bei einer Mahlzeit am Tag auf folgende Dinge zu achten:

- ✓ Sorgen Sie für eine ruhige Atmosphäre. Lassen Sie den Fernseher aus, legen alle Lektüre beiseite und widmen Sie sich Ihrem Essen auf bewusste Art und Weise. Wenn Sie alleine leben und die Stille Sie nervös macht, lassen Sie leise ein wenig Musik laufen.
- ✓ Nehmen Sie sich ausreichend Zeit fürs Essen. Planen Sie im Zweifel lieber ein paar Minuten mehr ein.
- ✓ Betrachten Sie Ihr Essen aufmerksam. Registrieren Sie die Beschaffenheit der einzelnen Zutaten.
- ✓ Riechen Sie. Gewöhnen Sie sich an, zu Beginn einer Mahlzeit bewusst den Duft Ihrer Speisen zu erschnuppern.
- ✓ Vor allem: Schmecken Sie! Versuchen Sie einmal, die verschiedensten Nuancen zu erschmecken. Konzentrieren Sie sich bei einem Bissen auf einzelne Aromen und achten Sie dann beim nächsten auf völlig andere geschmackliche Erlebnisse.
- ✓ Trainieren Sie das Kauen. Dies gilt insbesondere dann, wenn Sie ansonsten eher zum »Runterschlingen« neigen. Zählen Sie mit und kauen Sie zumindest einige Bissen 20 oder gar 30-mal. Hierbei werden Sie nicht nur feststellen, dass Sie den Geschmack Ihrer Mahlzeit viel deutlicher wahrnehmen. Dies gilt sogar für einzelne Bissen, die nach vermehrtem Kauen auf einmal ganz neue und andere Aromen freisetzen können.
- ✓ Vergegenwärtigen Sie sich die Geschichte und den Weg einzelner Zutaten. Stellen Sie sich diesbezüglich zum Beispiel den Werdegang der Tomate oder der Zucchini auf Ihrem Teller vor. Den Vorgang der Aussaat. Die anschließende Zeit der regelmäßigen Bewässerung. Die Ernte. Den Weg zum Großhändler. Den Weitertransport in den Supermarkt. Machen Sie sich bewusst, was alles nötig war, damit diese Zutat hier und heute auf Ihrem Teller landen konnte.
- ✓ Entwickeln Sie eine gewisse Dankbarkeit in Bezug auf Ihr Essen. Wir leben in einer Gesellschaft des absoluten Überflusses.

Vergegenwärtigen Sie sich gelegentlich, dass dies bei weitem keine Selbstverständlichkeit ist. Dies gilt sowohl für die Menschheitsgeschichte, als auch für die heutige Zeit. Gemäß dem *Welternährungsprogramm der Vereinten Nationen* leiden aktuell rund 870 Millionen Menschen an Hunger. Dies ist etwa jeder achte (12 Prozent). Alle drei Sekunden verhungert ein Mensch irgendwo auf der Welt. Jahr für Jahr bedeutet dies 8,8 Millionen Todesfällen auf Grund von Unterernährung. Bringen Sie Ihren Mahlzeiten daher ruhig hin und wieder ein wenig Wertschätzung entgegen.

✓ Wenn Sie in einer lebhaften Familie leben, versuchen Sie hin und wieder eine Mahlzeit in aller Ruhe und alleine einzunehmen. Ziehen Sie sich hierzu notfalls in ein anderes Zimmer zurück, um sich in aller Ruhe den zuvor genannten Schritten widmen zu können.

Obige Punkte sind natürlich kein Selbstzweck und insbesondere keine stumpfe Form von Beschäftigungstherapie. Allein durch trainierte Achtsamkeit kann sich das eigene Essverhalten merklich zum Positiven ändern. Sollten Sie das ein oder andere als angenehm empfinden, prüfen Sie doch einfach mal, ob Sie diese kleinen Änderungen nicht bei mehr Mahlzeiten vornehmen können. Im Idealfall werden es neue Gewohnheiten, die Ihnen in Zukunft auf mancherlei Art einen etwas achtsameren Umgang mit Essen und Nahrung ermöglichen.

10. Die Diät ist beendet – was nun?

Zunächst einmal möchte ich Sie beglückwünschen. Sie haben erfolgreich durchgehalten und mit ziemlicher Sicherheit gehörig an Gewicht verloren. Gleichzeitig haben Sie im Rahmen der Diät Ihren *Hypothalamus* und damit Ihren Stoffwechsel neu programmiert. Dies sollte Ihnen das Halten Ihres momentanen Gewichts deutlich erleichtern.

Sollten Sie noch eine weitere Gewichtsabnahme planen, können Sie entweder die Diätphase verlängern oder aber die gesamte Kur wiederholen. Dies mag vor allem dann von Bedeutung sein, wenn Sie als Frau mehr als 7 kg, beziehungsweise als Mann mehr als 10 kg an Gewicht verlieren wollen. Eine zweite Diätphase können Sie problemlos nahtlos an die erste Abnehmphase anschließen. Dies können Sie im Zweifel spontan entscheiden und davon abhängig machen, wie Sie sich fühlen. Wenn Sie sich gut fühlen und unverändert motiviert sind, würde Ihre erste Diät dann folgendermaßen aussehen:

2 Tage Vorbereitung ➔ max. 42 Tage Diät-Phase ➔ 21 Tage Stabilisierung

Wenn Sie vorhaben, die gesamte Diät zu wiederholen, sollten Sie Ihrem Körper zwischendurch eine Ruhezeit gönnen. Idealerweise würden Sie in dieser Ruhephase relativ bewusst auf Ihre Ernährung achten und Ihr Gewicht zumindest annähernd halten. Die weiter unten beschriebene Methode kann Sie hierbei möglicherweise unterstützen. *Dr. Simeons* empfiehlt für die Wiederholung der gesamten Kur eine Ruhezeit von mindestens sechs Wochen. Die Abstände bei mehreren Durchgängen sollten dabei immer länger werden. Durch die moderne Variante mit homöopathischem *hCG* wird Ihr Körper allerdings deutlich weniger belastet, als dies bei der klassischen Kur durch das Spritzen des reinen Hormons der Fall ist. Daher können die Abstände ruhig kürzer sein, sofern Sie sich fit und leistungsfähig fühlen.

Im Anschluss an die *hCG*-Diät gilt die banale Weisheit unverändert weiter, dass Sie künftig im Mittel nicht mehr Kalorien zu sich nehmen sollten, als Sie verbrauchen. Oder lassen Sie es mich anders formulieren. Wenn Sie sich nun (erneut?) hemmungslosen Schlemmerorgien hingeben und sich dabei wenig bewegen sollten, werden Sie an Gewicht zulegen. Daran führt leider kein Weg vorbei.

Vermutlich hat die Zeit der Diät Sie für Ihre Essgewohnheiten und Ihren Körper ein wenig sensibilisiert. Das ist auch gut so! Nicht grundlos wird der Körper oft als Tempel der Seele bezeichnet. Gehen Sie daher künftig achtsam damit um. Neben einer gewissen Pflege und nach Möglichkeit Bewegung gehört insbesondere eine Bewusstheit bei der Ernährung dazu.

Durch die *hCG*-Diät sind Sie bereits bestens damit vertraut, Mahlzeiten kalorienarm aber dennoch gesund und wohlschmeckend zuzubereiten. Daher möchte ich Ihnen zum Erhalt Ihres Gewichts die in England sehr populäre **5:2 Diät** ans Herz legen. Basierend auf der Tatsache, dass die meisten Diäten von Abnehmwilligen als viel zu langwierig und kompliziert erachtet werden, entwickelte die britische Wissenschaftlerin *Dr. Michele Harvie* gemeinsam mit ihrem Kollegen *Prof. Tony Howell* ein neues Konzept. Das Ziel war, mit klaren und einfachen Regeln eine deutliche und dauerhafte Gewichtsabnahme zu erreichen. Das Prinzip ist ganz einfach. An fünf Tagen in der Woche wird nicht groß auf die Ernährung geachtet und es läuft quasi alles wie immer. An zwei Tagen allerdings soll gefastet werden. Frauen sollen sich an diesen Fastentagen auf 500 und Männer auf 600 Kalorien beschränken. Der besondere Charme dieses Konzepts liegt in seiner Einfachheit sowie der Flexibilität. Es ist völlig unerheblich, an welchen Wochentagen Sie fasten. Dies können auch zwei Tage hintereinander sein. Weiterhin können Sie die Fastentage von Woche zu Woche problemlos verschieben und Ihrem normalen Leben anpassen. Somit können Sie ruhigen Gewissens Einladungen oder ähnliches wahrnehmen – und vor allem das Essen dort genießen. Die Kalorienmenge an den Fastentagen kann ebenfalls beliebig auf den Tag verteilt werden. Ob es zwei kleine oder eine große Mahlzeit ist, liegt komplett an Ihnen. Die Ernährung an den Fastentagen ähnelt interessanterweise sehr der *hCG*-Diät, was ein weiterer Qualitätsbeweis für das Konzept von *Dr. Simeons* sein dürfte.

Dies sind die wesentlichen Empfehlungen der 5:2 Diät:

- ✓ Nehmen Sie an einem Fastentag 250 Gramm proteinhaltige Komponenten zu sich
- ✓ Ergänzen Sie die Mahlzeiten um Gemüse
- ✓ An den Fastentagen sollten Sie besonders viel Flüssigkeit zu sich nehmen.

Bei der klassischen **5:2 Diät** geht es erklärtermaßen um eine Gewichtsabnahme. Wenn Sie mit Ihrem aktuellen Gewicht zufrieden sind, können Sie das Konzept auch zu einer **6:1 Variante** abwandeln. Dies bedeutet, dass Sie lediglich einen bewussten Fastentag in der Woche einlegen und sich die restliche Zeit normal ernähren. Diesen Fastentag können Sie ebenfalls völlig flexibel handhaben und planen. Die einzige Vorgabe, ist: An einem Tag pro Woche wird gefastet! Eine interessante Variante hierzu ist, statt den Fokus auf die Kalorienzahl zu legen, einen Rohkosttag in der Woche einzulegen. In diesem Fall brauchen Sie auf keinerlei Kalorien zu achten und können essen, soviel Sie wollen. Die einzige Einschränkung besteht dann darin, dass Sie ausschließlich Rohkost in Form von Obst und Gemüse zu sich nehmen. Auf Wunsch können Sie rohes Gemüse vor dem Verzehr ein wenig mit Salz, Pfeffer oder Paprika würzen oder sich mit einem Dressing aus Zitronensaft und Essig einen frischen Salat zubereiten.

Durch eine solche regelmäßige Unterbrechung unbewusster Handlungsmuster – nichts anderes stellt Ernährung für viele Menschen dar – können Sie eine Vielzahl positiver Effekte erreichen. Hierdurch wird übermäßige Esslust regelmäßig gezügelt, da der Fastentag Ihren Appetit auch für die restliche Zeit reguliert. Somit werden Sie leckere Gerichte dauerhaft auf entspannte Art genießen können. Ferner werden Sie kaum in Ihrem Alltagsleben eingeschränkt und Sie werden keinerlei Muskelmasse abbauen.

Dessen ungeachtet möchte ich Ihnen ans Herz legen, auf ein gewisses Maß an Bewegung zu achten. Dies beginnt mit den »klassischen Empfehlungen«, die Treppe anstelle des Fahrstuhls zu benutzen. Ideal wäre natürlich ein gewisses Maß an Sport, aber auch mit regelmäßigen Spaziergängen oder kleinen Fahrradtouren an der frischen Luft würden Sie schon viel Gutes für sich tun.

Grundsätzlich ist es nie von Nachteil, das eigene Verhalten gelegentlich etwas genauer zu betrachten und zu hinterfragen. Das Essverhalten ist da keine Ausnahme. An dieser Stelle empfehle ich daher gerne das Buch *»Abnehmen beginnt im Kopf: Mit Healing Code & mentalen Techniken zum Idealgewicht«* von *Andrea Kraft.* Es enthält viele Anregungen, Übungen und Tipps, die sicherlich helfen können, das durch die *hCG-Diät* erzielte Gewicht dauerhaft halten zu können.

Sollten Sie tatsächlich auf Grund von Stress oder anderen Lebensumständen wieder komplett in alte Ess-Gewohnheiten zurückfallen, können Sie dem nach Ihrer Erfahrung mit der *hCG*-Diät hoffentlich etwas entspannter entgegensehen. Denn nun wissen Sie, dass Sie jederzeit die Reißleine ziehen und einen neuen Versuch starten können. Ein mächtiges As im Ärmel zu haben, ist für viele Bereiche hilfreich, um den vielfältigen Herausforderungen des Lebens etwas entspannter begegnen zu können.

13833267R00059

Printed in Poland
by Amazon Fulfillment
Poland Sp. z o.o., Wrocław